Abel David Giler Sarmiento
Luis Alberto Malla Valdiviezo

Tendinitis Calcificada de Hombro y Onda de Choque Focal

Abel David Giler Sarmiento
Luis Alberto Malla Valdiviezo

Tendinitis Calcificada de Hombro y Onda de Choque Focal

Estudio sobre la tendinitis calcificada de hombro: tratamiento mediante el uso de onda de choque focal

Editorial Académica Española

Imprint
Any brand names and product names mentioned in this book are subject to trademark, brand or patent protection and are trademarks or registered trademarks of their respective holders. The use of brand names, product names, common names, trade names, product descriptions etc. even without a particular marking in this work is in no way to be construed to mean that such names may be regarded as unrestricted in respect of trademark and brand protection legislation and could thus be used by anyone.

Cover image: www.ingimage.com

Publisher:
Editorial Académica Española
is a trademark of
International Book Market Service Ltd., member of OmniScriptum Publishing Group
17 Meldrum Street, Beau Bassin 71504, Mauritius
Printed at: see last page
ISBN: 978-620-2-81281-8

TENDINITIS CALCIFICADA DE HOMBRO Y ONDA DE CHOQUE FOCAL

ESTUDIO SOBRE LA TENDINITIS CALCIFICADA DE HOMBRO:
TRATAMIENTO MEDIANTE EL USO DE ONDA DE CHOQUE FOCAL.

Abel David Giler Sarmiento

Médico cirujano graduado en la Universidad Técnica de Manabí. Especialista en medicina Física y Rehabilitación por la Universidad de Buenos Aires. Sub-especialista en el tratamiento del dolor osteomioarticular por la Universidad de Rosario. Transita por el posgrado "Experto Universitario en Ecografía músculo esquelética" por la UNIR. Coordinador de área de Fisiatría y médico tratante en la Clínica de Rehabilitación Física y Dolor Giler'S. abelgilersarmiento@gmail.com

ORCID: http://orcid.org.0000-0002-8631-8348

Luis Alberto Malla Valdiviezo

Médico Cirujano graduado en el 2009 por la Universidad Técnica de Manabí. Especialista en Ginecología y Obstetricia por la Universidad de Guayaquil. Trabaje como Médico tratante en el Hospital de la Mujer Alfredo G Paulson de la ciudad de Guayaquil. Médico tratante de Ginecología y Obstetricia en el Hospital Universitario de Guayaquil. dr.mallaginecologo@gmail.com

ORCID: http://orcid.org.0000-0002-7538-1333

DEDICATORIA

A mi madre y mis hermanos por ser parte fundamental de mi vida.

A mi padre por enseñarme la nobleza de la medicina, y enseñarme que los ideales deben de ser, tan firmes como el suelo que pisas.

A mi esposa Carmen por su apoyo y comprensión.

A mis hijos Abel Antonio y Juany Marina por su ternura y amor infinito, que me inspira a seguir luchando día a día.

A mis ángeles y mis demonios, por motivarme a seguir a pesar de todo y de todos.

Y dedicado a todos los que siguen queriendo ser diferentes, y luchan contra aquellos que quieren que seamos iguales.

PRÓLOGO

Las lesiones del manguito rotador en especial, la tendinitis calcificada de hombro resulta motivo de consulta frecuente en pacientes adultos. La mayoría de las veces no existen antecedentes traumáticos agudos, generando limitación progresiva en actividades de la vida diaria (AVD). El objetivo de este libro es mostrar los resultados del tratamiento en calcificaciones del manguito rotador, en pacientes tratados con terapia de ondas de choque extracorpóreas (ODCE), se realiza una revisión del tratamiento del dolor en la tendinitis calcificada de hombro con la aplicación de la onda de choque focalizada, lo que permitirá valorar su eficacia, así como las ventajas y desventajas. Esta búsqueda se realizó en bibliotecas virtuales, como Tripdatabase, Pubmed y Cochrane, en esta se utilizaron los términos MESH Tendinitis, calcificación, dolor y los términos no MESH, ondas de choque, la búsqueda se realizó en varios idiomas sin límite de años. Los resultados de los diferentes trabajos realizados y el respaldo de la literatura analizada en el presente trabajo nos permiten afirmar, que la terapia por onda de choque extracorpórea de tipo focal, es una alternativa válida ante el fracaso de la terapéutica convencional, en los pacientes con cuadros sintomáticos de calcificaciones del manguito rotador.

Dr. Abel David Giler Sarmiento
Especialista en Medicina Física y Rehabilitación

TABLA DE CONTENIDOS

INTRODUCCIÓN

La litotricia ha reemplazado la indicación de cirugía en los casos de litiasis renal, hasta ser considerada el patrón oro para el tratamiento de dicha patología. Si bien la aplicación del principio físico de la onda de choque en el campo de la ortopedia y la traumatología es más reciente, ya ha ganado aceptación internacional para el tratamiento de cuadros de entesopatías y otros trastornos del aparato musculoesquelético, debido a sus probados efectos biológicos. Estos se manifiestan como un aumento en la vascularización, mayor celularidad y fenómenos reparativos a nivel histológico. A nivel molecular se produce un aumento en las concentraciones de factores de crecimiento y óxido nítrico. Este último, es de fundamental importancia en el proceso de neovascularización. (Moya, & Patiño, 2012).

Las Tendinitis calcificadas, como fuente de dolor de hombro, fueron descritas inicialmente hace más de 100 años por Maladie de Duplay, el tratamiento actual incluye fisioterapia, antiinflamatorios no esteroideos, inyección de esteroides, e intervención quirúrgica para extirpar los depósitos de calcio y descomprimir el espacio subacromial. El tratamiento de pacientes con tendinitis calcificada es típicamente conservador. (Marzoa, et. al. 2005).

El rango de tasas de éxito reportadas es entre el 30% y el 85%, si el dolor se vuelve crónico o intermitente después de varios meses de tratamiento conservador, a menudo se recomienda la cirugía. Los efectos de estos diferentes tratamientos varían significativamente, y no se muestran resultados consistentes y fiables a largo plazo. ODCE representa un nuevo tratamiento no invasivo para la tendinitis calcificada del hombro. (Hsu, et. al. 2008).

El hombro doloroso, es una de las principales causas de dolor osteoarticular que se presentan en la práctica clínica cotidiana, y a menudo provoca discapacidad funcional considerable.

La prevalencia de la omalgia en la población general se ha estimado entre el 3 y el 7%. (de Mayo, Vargas, & Castro, 2008). Dicha prevalencia aumenta con la edad, y sus causas pueden ser múltiples, aunque se estima que la mayoría de los casos de hombro doloroso se deben a lesiones degenerativas de alguna estructura periarticular, debiéndose sólo en el 5% a una afectación del hombro de otra naturaleza (artritis reumatoide, gota, etc.). (Ruiz, 2004).

Al poner de lado las enfermedades neoplásicas, sistémicas y traumáticas directas, la principal causa de dolor de hombro, es la patología inflamatoria o degenerativa del manguito rotador, que puede ser, responsable de hasta un 65% de los casos de hombro doloroso del adulto. (Ruiz, 2004).

Más recientemente, la terapia de ondas de choque extracorpóreas (ODCE) se ha utilizado para tratar afecciones como seudoartrosis, epicondilitis, fascitis plantar y tendinitis calcificada del hombro se ha mostrado prometedor en la promoción de curación de fracturas y reparación de tendinopatías.

La presente obra trata de realizar una revisión teórico-práctica acerca del tratamiento del dolor en la tendinitis calcificada de hombro, desde la aplicación de la onda de choque focalizada como una de las principales alternativa de tratamiento, lo que permitirá valorar su eficacia así como las ventajas y desventajas. El tratamiento de la bibliografía especializada se realiza desde la consulta documental y búsqueda se realizó en bibliotecas virtuales, como Tripdatabase, Pubmed y Cochrane, en esta se utilizaron los términos MESH Tendinitis, calcificación, dolor y los términos no MESH, ondas de choque, y se efectuó en diversos idiomas, para garantizar la debida profundización en las mismas.

CAPITULO I

ANATOMÍA Y BIOMECÁNICA DEL HOMBRO

El hombro es considerado como la articulación más móvil del cuerpo humano, pero también la más inestable. Posee tres grados de libertad, permitiendo orientar el miembro superior con relación a los tres planos del espacio, en disposición a los tres ejes. (Vilar y Sureda, 2005). Es una articulación con un amplio rango de movilidad, gracias a más de cuatro articulaciones, dentro de las que sobresalen la gleno-humeral (articulación entre la escápula en su porción glenoidea y la cabeza del húmero) y la escapulo-torácica (entre la escápula y la reja costal).

Movimiento	Definición
Flexión (Forward Flexión)	Levantar el brazo en el plano sagital de la articulación gleno-humeral
Extensión (Extensión)	Llevar el brazo hacia atrás en el plano sagital de la articulación gleno-humeral
Elevación (Humeral abduction within scapular plane – Scaption)	Movimiento combinado de flexión, abducción y en sus últimos grados, de rotación externa.
Abducción (Abduction)	Elevar el brazo sólo en el plano coronal de la articulación gleno-humeral
Aducción (Adduction)	• Aducción simple: El brazo descansa al lado del cuerpo. El movimiento inicia con el hombro elevado o en abducción y se lleva junto al cuerpo. • Aducción horizontal: Con el hombro elevado a 90° se lleva este hacia el hombro contralateral.
Rotación Interna (Internal Rotation)	Movimiento alrededor del centro de rotación del hombro cuyo vector de movimiento angular se dirige a la línea media.
Rotación Externa (External Rotation)	Movimiento alrededor del centro de rotación del hombro cuyo vector de movimiento angular se aleja de la línea media

Figura # 1. Términos utilizados en la evaluación del movimiento de los hombros. Fuente: Elaboración de los autores.

El eje transversal incluye el plano frontal, lo cual permite al hombro movimientos de flexoextensión realizados en el plano sagital; en el eje anteroposterior, que incluye el plano sagital, se permiten los movimientos de abducción y aducción los cuales se realizan en el plano frontal; finalmente, en el eje vertical, determinado por la intersección del plano sagital y del plano frontal, se producen los movimientos de flexión y extensión realizados en el plano horizontal, con el brazo en abducción de 90°. (Vilar y Sureda, 2005).

El eje longitudinal del húmero permite la rotación externa e interna del brazo en dos formas diferentes: la rotación voluntaria y la automática. La voluntaria utiliza el tercer grado de libertad y la rotación automática, que se realiza sin ninguna acción voluntaria en las Articulaciones de dos o tres ejes, se explica por la paradoja de Codman. (Vilar y Sureda, 2005).

El miembro superior pende en forma vertical a lo largo del cuerpo, de tal forma que el eje longitudinal del humero coincide con el eje vertical. En la posición de abducción a 90°, el eje longitudinal coincide con el eje transversal, y en la posición de flexión de 90° coincide con el eje anteroposterior; por lo anterior se concluye, que el hombro es una articulación que consta de tres ejes principales y tres grados de libertad permitiendo movimientos de rotación interna y externa (Kapandji, & Torres, 2006).

Al hablar de estabilidad es adecuado tener en cuenta que la articulación glenohumeral es una articulación incongruente, ya que sus superficies articulares son asimétricas, existiendo un contacto limitado entre ellas. La gran superficie convexa de la cabeza humeral tiene un contacto reducido con la pequeña y poco profunda cavidad glenoidea, presentando poca estabilidad intrínseca.

La capsula articular y sus refuerzos, en particular el complejo ligamentoso glenohumeral inferior, junto con el rodete glenoideo, son los mecanismos estabilizadores primarios o estáticos.

Los estabilizadores secundarios o dinámicos son los músculos del manguito rotador: supraespinoso, infraespinoso, redondo menor y subescapular. (Kapandji, & Torres, 2006). La contracción de sus fibras musculares, crea fuerzas compresivas que estabilizan la cabeza glenohumeral en la cavidad glenoidea.

La cápsula articular tiene múltiples terminaciones nerviosas propioceptivas que captan posiciones extremas de la articulación, y a través de un mecanismo reflejo, provoca una contracción del manguito de los rotadores, estabilizando la articulación glenohumeral.

La rotación escapular, al producirse la elevación del brazo gracias al par de fuerzas generadas por la acción combinada del serrato anterior y el trapecio, permite orientar la glenoide hacia la cabeza humeral, ampliando el área de contacto entre ambas superficies articulares, y de esta forma mejorando la estabilidad articular.

Un factor importante que le añade firmeza a la articulación del hombro es el mecanismo amortiguador o de retroceso de la articulación escapulotorácica.

El deslizamiento de la escapula por toda la pared torácica absorbe los impactos directos e indirectos sobre el hombro.

Acerca de los movimientos del hombro.

Se conoce que los dos movimientos principales de la cintura escapular son la elevación en el plano escapular, que es el consiguiente a la elevación máxima y el de mayor utilidad para efectuar las actividades de la vida diaria, y los movimientos rotatorios (Kapandji, & Torres, 2006; Drake, Vogl, & Mitchell, 2010).

El ritmo escapulo-humeral consiste en el movimiento coordinado y simultaneo de la escápula con relación al húmero, permitiendo la elevación hasta los 180°. Por otra parte, la elevación del brazo en pronación pone al tubérculo mayor y al tendón del supraespinoso bajo el arco acromial, provocando de esta forma un pinzamiento acromial. A la inversa, la elevación del brazo en supinación aleja al tubérculo mayor y al supraespinoso del arco acromial, disminuyendo así el fenómeno de pinzamiento subacromial (Drake, Vogl, & Mitchell, 2010).

La movilidad gleno-humeral se produce por la acción sinérgica de dos grupos musculares, el deltoides y el manguito de los rotadores. El deltoides genera la palanca del movimiento, elevando la cabeza del humero hacia arriba, lo que ocasiona un pinzamiento de los tendones rotadores en el espacio subacromial.

El manguito rotador deprime y estabiliza la cabeza humeral, comprimiéndola hacia la glenoides, mejorando así la acción del deltoides. (Leyes, & Forriol, 2012). Un manguito rotador potente permite, a través de su acción estabilizadora y depresora de la cabeza humeral, mejorar el funcionamiento biomecánico de la articulación glenohumeral, dando una mayor congruencia mecánica a la misma y disminuyendo de forma secundaria, el posible pinzamiento subacromial resultante.

El componente escapulo torácico de la elevación, se efectúa por la acción sinérgica de varios grupos musculares que provocan un giro de la escapula hacia arriba. El principal par de fuerzas que provocan este movimiento está constituido por el trapecio y el serrato mayor. La rotación escapular a través de los ligamentos coraco-claviculares provocan una rotación de la clavícula a lo largo de su eje, a modo de manivela, de unos 40°, permitido por las articulaciones acromioclavicular y esternocostoclavicular (Drake, Vogl, & Mitchell, 2010).

En el movimiento escápulo-torácico, la escápula juega un papel fundamental en el movimiento del hombro y por ende en sus patologías. Se pueden diferenciar cuatro funciones durante el movimiento: Posicionamiento dinámico de la glenoides en el espacio para aumentar el movimiento glenohumeral.

➤ La escápula provee un fulcro estable sobre el cual se basa el movimiento glenohumeral.

- ➢ El movimiento glenoideo le permite al manguito rotador deslizar suavemente bajo el acromion durante la elevación del húmero.
- ➢ Transfiere la energía potencial al formar una cadena cinética, desde el hombro a la mano permitiendo el movimiento sobre la cabeza.

Siempre se deberá evaluar ambos hombros comparativamente, ya que la variación en los rangos normales entre individuos es significativa y resulta importante tener la referencia del otro hombro del paciente. Los rangos de movilidad en pacientes mayores de 70 años disminuyen de forma fisiológica, aspecto que se deberá tener en cuenta al momento del análisis.

El espacio subacromial posibilita el deslizamiento del tubérculo mayor y el manguito rotador bajo el arco acromial, pero en la elevación se produce algún tipo de pinzamiento de las estructuras. La rotación escapular aleja al acromion del manguito de los rotadores, disminuyendo por lo tanto el pinzamiento subacromial, de lo que se deduce que un bloqueo o debilidad de los músculos periescapulares puede contribuir al desarrollo de un síndrome subacromial.

Los movimientos de rotación son fundamentales para poder efectuar actividades por debajo de la horizontal y ejecutar de forma coordinada con la mano movimientos para ubicarse en cualquier punto del espacio. La rotación externa se produce gracias a la acción de los músculos rotadores externos, infraespinoso, redondo menor y redondo mayor.

La rotación interna más potente, se efectúa a través de los músculos subescapular, pectoral mayor y dorsal ancho.

La combinación simultanea de los movimientos elementales realizados alrededor de cada uno de los tres ejes, da lugar al llamado movimiento de circunducción del hombro, que se representa en el hombro por un cono, cuyo vértice está ocupado por el centro de la articulación escapulo-humeral y que es llamado cono de circunducción.

Cuando se realiza la circunducción, la articulación glenohumeral transiciona de manera progresiva por cada uno de los movimientos a una máxima amplitud de: flexión, extensión, aducción, abducción, rotación interna y externa. Lo cual se describe como base del cono de circunducción, que se expresa en una curvatura alabeada y sinuosa que recorre cada uno de los segmentos en los cuales se divide el espacio por la intersección de los tres planos y los tres ejes de movimiento.

La fisiología del hombro se expresa primeramente en la articulación proximal del miembro superior, la cual es la más móvil de todas las articulaciones del cuerpo humano, como se ha venido diciendo en párrafos anteriores.

1) Eje transversal, incluido en el plano frontal: permite los movimientos de flexoextensión realizados en el plano sagital.

2) Eje anteroposterior, incluido en el plano sagital: permite los movimientos de abducción (el miembro superior se aleja del plano de simetría del cuerpo) y aducción (el miembro superior se aproxima al plano de simetría) realizados en el plano frontal.

3) Eje vertical, dirige los movimientos de flexión y de extensión realizados en el plano horizontal, el brazo en abducción de 90 grados.

➢ Estos movimientos también se denominan flexoextensión horizontal

La abducción, movimiento que aleja el miembro superior del tronco, se realiza en el plano frontal, en torno al eje anteroposterior. La amplitud de la abducción alcanza los 180°; el brazo queda vertical por arriba del tronco.

Dos observaciones:

• A partir de los 90°, la abducción aproxima el miembro superior al plano de simetría del cuerpo, convirtiéndose en sentido estricto en una aducción.

- La posición final de abducción dc 180" también puede alcanzarse con un movimiento de flexión de180°.

En cuanto a las acciones musculares y el juego articular, la abducción, desde la posición anatómica, pasa por tres estadios:

1) Abducción de O" a 60° que puede efectuarse únicamente en la articulación glenohumeral;

2) Abducción de 60" a 120° que necesita la participación de la articulación escapulotorácica;

3) Abducción de 120" a 180" que utiliza, además de la articulación glenohumeral y la articulación escapulo torácica, la inclinación del lado opuesto dcl tronco.

- La rotación del brazo sobre su eje longitudinal.

La rotación del brazo en la articulación glenohumeral. La rotación del brazo sobre su eje longitudinal, puede realizarse en cualquier posición del hombro. Se trata de la rotación voluntaria o adjunta delas articulaciones con tres ejes y tres grados de libertad. Generalmente, esta rotación se mide en la posición anatómica del brazo que pende verticalmente a lo largo del cuerpo.

a) Posición anatómica, denominada de rotación interna/externa O: para medir la amplitud de estos movimientos de rotación, el codo debe estar necesariamente flexionado a 90" de forma que el antebrazo está entonces en el plano sagital.

b) Rotación externa: su amplitud es de 80°, nunca alcanza los 90°.Ésta amplitud total de 80° no se utiliza habitualmente en esta posición, con el brazo vertical a lo largo del cuerpo. Por el contrario, la rotación externa más empleada y por lo tanto la más importante desde el punto de vista funcional, es el sector comprendido entre la posición anatómica fisiológica (rotación interna 30°) y la posición anatómica clásica (rotación 0°).

c) Rotación interna: su amplitud es de 100 a 110°. Para alcanzarla, se requiere necesariamente que el antebrazo pase por detrás del tronco, lo que asocia cierto grado de extensión al hombro. La libertad de este movimiento es indispensable para que la mano pueda alcanzar la espalda. Es condición indispensable para poder realizar la higiene perineal posterior. En cuanto a 10< 90 primeros grado de rotación interna, se asocian ineludiblemente con una flexión de hombro mientras que la mano queda por delante del tronco.

Los movimientos del muñón del hombro en el plano horizontal, ponen en juego la articulación escapulo torácica.

a) Posición anatómica.

b) Retro posición del muñón del hombro: músculos romboides, trapecio (porción media) y dorsal ancho.

c) Anteposición del muñón del hombro: músculo pectoral mayor, pectoral menor y serrato anterior.

El Flexo extensión horizontal garantiza el movimiento del miembro superior en el plano horizontal en torno al eje vertical, o más exactamente, en torno a una sucesión de ejes verticales, ya que el movimiento se realiza no sólo en la articulación glenohumeral sino también en la escapulotorácica.

a) Posición anatómica : el miembro superior está en abducción de 90· en el plano frontal, lo que emplaza la acción de la siguiente musculatura:

➢ músculo deltoides (sobre todo su porción acromial:

➢ músculo supra espinoso;

➢ músculo trapecio: porciones superiores (acromial y clavicular) e inferior (tubercular);

➢ músculo serrato anterior.

b) Flexión horizontal, movimiento que asocia la flexión y la aducción de 140· de amplitud, Activa los siguientes músculos:

- ➤ músculo deltoides (porción antero interna y antero externa en una proporción variable entre ellas y con el haz medio)
- ➤ músculo subescapular;
- ➤ músculos pectorales mayor y menor;
- ➤ músculo serrato anterior.

c) Extensión horizontal, movimiento que asocia la extensión y la aducción de menor amplitud 30- 40 grados, activa los siguientes músculos:

- ➤ músculos deltoides (haces postero externos IV y Y, postero internos VI y VII en una proporción variable entre ellos y con el haz medio);
- ➤ músculo supraespinoso;
- ➤ músculo infraespinoso;
- ➤ músculos redondos mayor y menor;
- ➤ músculo romboides;
- ➤ músculo trapecio (haz espinoso que se añade a los otros dos);
- ➤ músculo dorsal ancho (en antagonismo-sinergia con el músculo deltoides que anula el importante componente de aducción del músculo dorsal ancho).

El movimiento de circunducción.

La circunducción combina los movimientos elementales en toro a tres ejes. Cuando ésta circunducción alcanza su máxima amplitud, el brazo describe en el espacio un cono irregular: el cono de circunducción. Su cúspide se sitúa en el centro teórico del hombro, su lado es igual a la longitud del miembro superior, pero su base, lejos de representar un cono regular, está deformada debido al tronco. El citado cono delimita en el espacio un sector esférico de accesibilidad, en cuyo interior la mano puede coger objetos sin desplazamiento del tronco, para llevárselos provisionalmente a la boca.

Complejidad del hombro.

Esta requiere de la movilidad integrada por:

> Esternoclavicular.

> Acromioclavicular

> Glenohumeral

> Escapulotoracica

Esta movilidad se lleva a cabo por la interacción delicada de 30 músculos.

Articulación Esternoclavicular.

Superficie articular, en silla de montar, con eje longitudinal, y con dos posibles direcciones de traslación:

1. Movimiento de la cara anterior a la posterior.
2. Desplazamiento de la parte superior a la inferior. Y que también, produce rotación axial.

Retracción ligamentosa.

Esta se le debe a cuatro ligamentos en la parte superior-posterior, e inferior de la articulación. Y a un menisco interarticular.

1. ligamentos interclaviculares.
2. ligamentos esternoclaviculares.
3. ligamentos costoclaviculares

Movimiento y restricción.

Según (Dempster, Sherr, & Priest, 1964), la articulación esternoclavicular posee seis acciones:

1. Elevación

2. Depresión

3. Protrusión

4. Retracción

5. Rotación superior

6. Rotación inferior

Articulación acromio clavicular.

Esta articulación se clasifica como plana y su orientación varia aunque se orienta hacia.

- ➢ las partes anterior

- ➢ media

- ➢ y superior

Estructura ligamentosa

La anatomía ligamentosa del tercio distal son:

- ➢ ligamento conoide

- ➢ ligamento trapezoide este es el más grande más fuerte y más largo

Movimiento y restricción

Está dado por el enlace y disposición compleja de los ligamentos:

1. coracoclavicular

2. acromioclavicular.

La rotación de la articulación se lleva en tres ejes:

a) rotación anteroposterior

b) rotación superior e inferior

c) rotación axiliar inferior y superior

(Dempster, 1965), observó que se tensan el trapezoide y el conoide se tensan con la rotación escapular anteroposterior

(Dempster, 1965) y (Inman, Saunders, & Abbott, 2006), encontraron que la rotación axil anterior y posterior es de 20 a 30 grados.

Movimiento de la clavícula.

Los datos más recientes indican que es muy difícil demostrar con precisión los movimientos físicos tridimensionales de las articulaciones esternoclavicular y acromioclavicular al elevar el brazo.

Durante la elevación del brazo esta se eleva 30 grados.

Gira anterogradamente 10 grados durante los primeros 40 grados.

Durante los siguientes 90 grados de elevación no se produce cambios pero al final hay una rotación anterograda de 15 a 20 grados.

(Rockwood, & Green, 1984), en sus observaciones clínicas y experiencia mencionan que con la anquilosis de la art esternoclavicular permite una elevación de 90 grados.

(Inman, Saunders, & Abbott, 1944), informa que la rotación axial de la clavícula es una característica esencial y fundamental del hombro, en la elevación del brazo.

Importancia clínica de la Articulación Esternoclavicular.

La inestabilidad acromioclavicular tema importante y controversial.

El complejo ligamentoso capsular acromioclavicular es la limitante principal en la rotación menor en esta articulación.

Datos biomecánicos:

> Lesión grado I–II muestran un desplazamiento mínimo o ausente del acromion en sentido inferior.
> Lesión grado III la fuerza descendente que se aplica en el extremo de la escapula ocasiona el desplazamiento descendente del acromion.

Este fenómeno demuestra que el ligamento conoide debe encontrarse integro para impedir un desplazamiento leve. En este caso el paciente solo podrá elevar el brazo a160 grados.

Movilidad de la articulación Glenohumeral y Escapulotoracica.

Esta es la mayor movilidad más que la de cualquier otra articulacion del cuerpo.

1. Elevación 0 a 180 grados.
2. Rotaciones externa e interna 150 grados.
3. 170 grados en la flexión-extensión y la rotación anterior y posterior.

Durante más de 100 años los movimientos del hombro has sido de interés y controversia.

Las razones son múltiples: dispositivos imperfectos, o los medios para medir, ya que la cubierta de los tejidos son blandos y dificulta la observación del movimiento esquelético: confusiones respecto de la terminología: falta de constancia en la definición de un sistema de referencia, falta de conocimiento respecto al concepto de rotación seriada superditada a una secuencia.

Se concentraban en el plano sagital, coronal y transversal, sin embargo no se apreciaba la supeditación de la rotación en el eje ortagonal.

Discusiones, conocimiento y explicación "Paradoja de Codman"

La "paradoja" de Codman: La maniobra de Codman, (1934), se efectúa como sigue:

➢ partiendo de la posición anatómica (de espaldas), el miembro superior vertical a lo largo del cuerpo, la palma de la mano mirando hacia dentro, el pulgar dirigiéndose hacia delante.

➢ en primer lugar, el miembro superior realiza un movimiento de abducción de +180" de la posición vertical, con la palma de la mano mirando hacia fuera el miembro superior realiza una extensión de - 180", en el plano sagital; de este modo, vuelve a la posición inicia la lo largo del cuerpo con la palma de la mano mirando hacia fuera y el pulgar dirigido hacia atrás.

Esto lo describió Codman, (1934), como una paradoja, ya que ¿cómo explicar que debido a dos movimientos sucesivos de abducción y de extensión, de 180"cada uno, se produzca un cambio de orientación de la palma de la mano de 1800?

Movimiento tridimensional de la articulación glenohumeral.

Para el análisis tridimensional del movimiento de un cuerpo rígido se necesitan 3 coordenadas lineales y 3 angulares para especificar la situación y la orientación en el espacio.

En otras palabras todo cuerpo rígido con un movimiento limitado tiene 6 grados de libertad en el espacio.

Métodos múltiples para describir el movimiento espacial de un cuerpo rígido: Dos de los que más se utilizan son el Angulo de Euler Y la descripción del eje de desplazamiento del tornillo (screw displacement axis SDA).

Movimiento del hombro postura en reposo. La posición de la escapula en relación con el tronco es de una rotación anterior de 30 grados y 3 grados en relación con el plano sagital e inclinada hacia adelante 20 grados, con una carga de más de 20 kg la escapula cambia de posición.

Humero: La cabeza del humero descansa en el centro de las glenoideas. Fick, (2015), se refiere en un plano muerto.

Superficie articular y orientación. La superficie art del humero constituye cerca del 33 % de la superficie de una esfera con un arco aproximado de 120 grados con una inclinación de 45 grados y retroversión de 30 grados. La glenoidea en un plano coronal comprende un arco de 75 grados.

Saha, et. al (2010), llama índice glenohumeral a la razón cociente entre las dimensiones de la cabeza y las glenoideas.

Hertz, (1984), midió la superficie glenoidea con y sin labio y dijo que su adhesión es del 33 % y 25 % con y sin labio.

Elevación del brazo. (Poppen, & Walker, 1978), informan un índice de desplazamiento glenohumeral y escapulo torácico de 4:1 durante los 25 grados iniciales posteriormente 5:4. Doody demostró un índice 7:1 durante los 30 grados iniciales. (Bergman, 1984), índice global aproximado 2:1 a lo largo de la elevación. (Harryman, et. al. 1990), después de medir la cinemática tridimensional confirmo este índice.

Rotación externa del humero. Browne, (2010), midió la relación entre la elevación y la rotación del humero respecto a la escapula fija utilizando un aparato de rastreo magnético tridimensional 23 %-35 % elevación y se limita a unos 115 grados.

Centro de rotación. El centro de rotación de la articular glenohumeral se define como el sitio de los puntos situados dentro de un radio de 6+_ 2 mm en el centro geométrico de la cabeza del humero. Esta definición deriva de la técnica de Rouleaux (Ramírez, Zehe, & Starostenko, 2003), y se considera relativamente precisa, esto explica la razón porque por la que otros autores han encontrado el centro yace 8 mm por detrás y 6 mm por debajo de la intersección de la diáfisis con los ejes de la cabeza

Wuelker, Korell, & Thren, (1998), informaron que la traslación superior fue de 9 mm +- 5.2 mm aplicando una fuerza simulada al deltoides y los músculos del maguito rotador, en la deficiencia de algunos de estos se observa un aumento de la traslación, el centro de rotación de la escapula para la elevación del brazo se sitúa en la punta del acromion.

Eje tornillo. Esta posee una ventaja pero la inestabilidad muscular modifica los puntos de intersección que se dispersan y se confinan a una esfera mayor en la medida tridimensional en sus líneas perpendiculares.

Importancia clínica. La proyección radiográfica se toma a 30 grados en un plano sagital. La artrodesis del hombro es una técnica eficaz cuando la fusión es adecuada. La rotación de la escapula puede considerarse como una medida para obtener una relación glenohumeral que permite la eficacia del musculo deltoides.

Restricciones estáticas. Contribución articular a la estabilidad glenohumeral. Basmajian, (1962), considera una inclinación de 5 grados en sentido superior que impide la sub lx de humero Itoi esclarece la relación existente entre la inclinación escapular y la estabilidad inferior del hombro.

El efecto general está dado por los músculos del manguito rotador. (Goyal, Kumari, Kumar, Balasubramaniam, & Goyal, 2014), en su estudio se demuesta que existe una presión negativa articular. Hashimoto estudio los cambios de presión articular con los movimientos del hombro.

Contribución capsular y ligamentosa a la estabilidad estática del hombro. Kaltsas estudió las fuerzas necesarias para lux el hombro y el codo de 2,000 newtons y para el codo 1,500 newtons, esta fuerza para luxar disminuye con la edad. Halabe, & Torton, (2008), estudiaron la fuerza tensil del complejo capsular anterior, esa fuerza tensil en personas de 30-40 años es de 56.5 kg.

Estabilizadores dinámicos. Deltoides, pectoral mayor, serrato anterior, y dorsal ancho tienen la función estabilizadora suspensora. Los músculos del manguito contribuyen a la estabilidad dinámica.

1. Tensión muscular pasiva por efecto ocupativo.

2. La contracción ocasiona compresión articular.

3. El movimiento articular tensa en forma secundaria las restricciones ligamentosas pasivas.

4. El efecto de barrera de los músculos contraídos.

Tensión muscular pasiva. La función pasiva de la masa muscular en la estabilidad articular se demuestra por el incremento en el arco pasivo de movimiento cuando se elimina el músculo.

Compresión de la superficie articular. El contacto y la traslación quizás es diferente por el índice de fuerza hacia los músculos que varían durante la elevación y varía en cada persona

Elementos dinámicos que ocasionan tensión secundaria de las restricciones estáticas. Zamora, Verdera, Vargas, Secilla, & Yánez, (2001), señalan que el musculo supraespinoso eleva y rota en sentido externo al mismo tiempo, de esta manera los musculo del manguito rotador hace el movimiento estable.

Efecto de barrera. Clásicamente se ha demostrado que el musculo subescapular es importante aunque no indispensable como barrera anterior para resistir el desplazamiento anteroinferior de la cabeza humeral. El subescapular, infraespinoso, redondo menor forman una hélice que resiste la traslación anterior y posterior de la cabeza humeral.

Manguito rotador Tensión Muscular Pasiva. El tendón del subescapular es el estabilizador principal de 0 a 45 grados de abd. La estabilidad posterior está dada por los musculo de manguito rotador. Landa, (2018), demostró que el supraespinoso y el infraespinoso-redondo menor estabilizan al hombro en la parte posterior.

Contracción dinámica. Basmajian, y Bazant, (1958), informaron la importancia del supraespinoso como estabilizador inferior. De palma dijo que esta era el más importante. Glousman, et. al. (1988), investigaron electromiograficamente los músculos del hombro durante el lanzamiento en hombros estables e inestables: el supraespinoso y el biceps aumentaron en los hombros inestables

Fuerzas musculares y articulares. Esta se estudia en tres partes:

1. Función general y específica de los músculos que cruzan la articulación.

2. Cálculo imaginario de las fuerzas glenohumerales.

3. Las características de la fuerza máxima para cada movimiento.

Observaciones generales para comprender el funcionamiento de los músculos respecto de los movimientos del hombro y de la transmisión de la fuerza es necesario tener en cuenta tres características clínicas.

1. tamaño

2. orientación.

3. actividad

Presión de contacto articular. Hay una hipótesis es que, si la dirección del desplazamiento tentativo del cuerpo rígido se ubica dentro del arco de la superficie articular, la articulación será estable, por otro lado, si la dirección del desplazamiento tentativo se sitúa más allá del arco, el resultado será una articulación inestable.

Movimiento helicoidal máximo. Los primeros en estudiar el potencial de trabajo global y relativo fueron investigadores alemanes todos anatomistas, sus datos revelaron que existe un equilibrio entre el movimiento helicoidal flexor y extensor potencial. Muñoz, (2016), midió el movimiento helicoidal, isocinético del hombro para evaluar los efectos del dominio, la velocidad angular y la posición articular.

Importancia clínica. Es fácil observar clínicamente la contribución del musculo deltoides y del supraespinoso a la elevación del brazo. El hombro con deficiencia del maguito tiene riesgo de sufrir relajación glenoidea, tienden a tener un desplazamiento proximal y quizás una mayor relajación del componente glenoideo.

OMALGIA

Es la localización de dolor a nivel del hombro, sus causas pueden ser múltiples dada sus características anatómicas, al tratarse de un conjunto de articulaciones con variadas funciones. Las patologías de la articulación glenohumeral u óseos representan tan sólo un 10% de estos; los procesos extraarticulares representan el resto, de los que un 70% son tendinitis del manguito de los rotadores de origen variado (Ucar, & Quirós, 1997).

La principal causa de dolor de hombro es la enfermedad degenerativa del manguito rotador, que puede ser responsable de hasta un 65 % de los casos de hombro doloroso del adulto (Suárez, &

Osorio, 2013).

Aunque se considera que la causa principal de la degeneración del manguito es el roce con el espacio coraco-acromial a nivel anterosuperior, como lo plantea Suárez, & Osorio, (2013), se han descrito también otras causas como: el roce postero-superior que afecta a deportistas, el roce con la apófisis coracoides que repercute sobre el tendón subescapular, o la compresión del nervio supraescapular a nivel de la fosa espino-glenoidea que conduce a inflamación, atrofia del músculo Infraespinoso y posterior calcificación. (De Alvear, 2010; Ministerio de la Protección Social. 2006).

En definitiva, se puede concluir que dicha degeneración es de origen multifactorial ya que se ha demostrado que los desgarros tendinosos no son más frecuentes en el lado bursal del manguito, como sería lógico pensar, en caso que el rozamiento extrínseco fuese la causa principal. (Rebelatto, & Morelli, 2005).

Las causas etiológicas más comunes de la omalgia son: Neoplásicas, Dolor referido, dolor de causa mecánica, Capsulitis retráctil y teninopatias calcificantes en la cual nos enfocaremos por ser el motivo de nuestro estudio.

La evaluación de la movilidad debe hacerse de forma activa (el paciente es quien hace la fuerza) y pasiva (el examinador es quien ejerce la fuerza). En casos de fractura, se debe tener mucho cuidado antes de examinar la movilidad del hombro para no alterar el estado del paciente, al igual que en cuadros de dolor intenso.

Los movimientos básicos a tener en cuenta durante el examen físico del hombro son: elevación (movimiento combinado de flexión, abducción y rotación externa), rotación externa y rotación interna. Se pueden medir otros rangos de movimiento si los síntomas del paciente lo ameritan, pero en la mayoría de las patologías se miden principalmente los tres movimientos mencionados.

(Jiménez, 2015).

En general, hay tres patologías que causan limitación a la rotación externa del hombro, tanto activa y pasiva: (Calvo, 2014).

1. Capsulitis adhesiva (hombro congelado),

2. Artrosis de hombro,

3. Luxación posterior de hombro,

La diferencia entre estas ellas puede hacerse rápidamente con una radiografía de hombro. Pacientes con lesiones del manguito rotador pueden tener limitación a la elevación y rotación externa activa, pero la pasiva está dentro de sus límites normales o no significativamente limitada con respecto al otro hombro

Origen o la causa del mismo, puede ser:

➢ Dolores por irradiación, de origen neurológico, vascular, cardiológico o intestinal.

➢ Dolores de origen articular y periarticular, incluyendo la bursitis, las patologías tendinosas (tendinitis y rupturas) y las capsulitis.

En la mayoría de los casos, las patologías causantes son varias, por esto se acepta la denominación de hombro doloroso, cuando se hace difícil precisar la causa única que origina dicha patología.

Síndromes asociados

Es importante descartar otros procesos que pueden provocar dolor en el hombro:

➢ Procesos de origen visceral:

• Irritación del N. Frénico y diafragma.

• Enfermedades coronarias.

- Enfermedades biliares.

- Enfermedades del vértex pulmonar (tumor de Pancoast)

➢ DSR o Síndrome hombro-mano:

➢ Procesos neurológicos:

➢ Radicular: compresión raíces C4-C5-C6.

➢ Medular

➢ Plexular: lesión C5-C6.

➢ Neuropatías periféricas:

- Síndrome Túnel Carpiano.

- Síndrome primera costilla cervical.

- Síndrome del nervio supraescapular.

- Amiotrofia neurálgica.

- Parálisis del nervio torácico largo.

➢ Enfermedades metabólicas: Las más frecuentes son las abajo nombradas.

➢ Gota y Pseudogota.

➢ Hiperparatiroidismo.

➢ Diabetes Mellitus.

➢ Otros procesos:

➢ Polimialgia Reumática.

➢ Enfermedades musculares: Polimiositis y Distrofias.

➢ Hemofilias.

➢ Fibromialgia.

➢ Poliartritis.

> Artrosis.

Patología del hombro doloroso propiamente dicha:

> Bursitis.

> Síndrome subacromial.

> Rotura Tendinosa: Manguito de los rotadores y Tendón largo del bíceps.

> Capsulitis Adhesiva u Hombro Congelado.

> Desgarro del Labrum glenoideo.

> Inestabilidad glenohumeral.

> Fracturas de hombro.

> Patología acromio-clavicular.

Exploración

Un primer vistazo general: Anamnesis.

HALLAZGO	DIAGNÓSTICO PROBABLE
Escápula alada, traumatismo y viriasis reciente.	Disfunción del serrato anterior o trapecio.
Convulsión e incapacidad para la rotación externa, pasiva o activa	Dislocación posterior del hombro.
Dolor irradiado por debajo del codo; disminución de la movilidad cervical.	Discopatía + radiculopatía cervical.
Hombro doloroso en lanzadores; Dolor glenohumeral anterior y pruebas positivas de impigment.	Inestabilidad glenohumeral.
Dolor o ruido "sordo" (Clunk) con los movimientos por encima de la cabeza.	Lesión labral.
Dolor nocturno.	Impigment.
Hiperlaxitud generalizada.	Inestabilidad multidireccional.

La afectación de cualquier estructura del hombro desencadena dolores que se irradian al brazo.

El dolor en las afecciones de los ligamentos de la articulación acromio-clavicular es percibido en el propio hombro.

> En la tendinopatía del supraespinoso el dolor es externo y referido generalmente a nivel de la V deltoidea.

> En las calcificaciones el dolor puede extenderse más allá de la región de inserción del deltoides, hacia el antebrazo y la mano, y en sentido proximal hacia la escápula y la base del cuello.

> En una afectación de la porción larga del bíceps, el dolor recae en la cara anterior del hombro y en la región cervical a modo de pseudoneuralgia.

Exploración física

A) Inspección visual: Buscando inflamación, atrofia muscular, actitud antiálgica o viciosa y trastornos tróficos.

B) Palpación: buscando puntos gatillo y contracturas musculares.

C) Balance Articular: Las cuatro articulaciones implicadas son la articulación gleno-humeral, la articulación acromio-clavicular, la articulación escápulo-torácica y la articulación esterno-clavicular. La movilidad pasiva es normal en patología musculotendinosa y está limitada en procesos capsulares y/o sinoviales.

> Flexión: 0-180° (A partir de 90° interviene la escapulotorácica)

> Extensión: 0-90° (a partir de 45° interviene la escapulotorácica)

> ABD: 0-180° (a partir de 90° interviene la acromioclavicular y escapulotorácica)

> RE: 0-50° (interviene la escapulohumeral).

> RI: 0-90° (interviene la escapulohumeral y escapulotorácica).

D) Balance muscular. Recordar que el manguito de los rotadores lo comprenden el músculo subescapular, el supraespinoso, el infraespinoso y el redondo menor.

- Flexión: Participan fascículo anterior del Deltoides, Pectoral mayor, Serrato mayor, Subescapular y Pectoral menor.
- Extensión: Participan Fascículo posterior del Deltoides, Infraespinoso, Redondo menor, Trapecio, Supraespinoso, Redondo mayor y Romboides.
- RI: Actúan Dorsal ancho, Infraespinoso, Redondo Mayor, Pectoral mayor y Subescapular.
- RE: Actúan Infraespinoso y Redondo menor.
- ABD:
  - 0-90°: Articulación escapulohumeral. Músculos Deltoides y Supraespinoso. El supraespinoso no es indispensable para la ABD, ni siquiera para el inicio de la misma. Ante una ruptura masiva del supraespinoso el deltoides por sí mismo puede realizar la ABD (no siempre es imprescindible la cirugía).
  - 60-120°: Articulación escapulohumeral y escapulotorácica. Músculos Trapecio y Serrrato mayor.
    - No olvidar que las fijaciones del omóplato son debidas a esta pareja antagonista. De manera que el trapecio es responsable de las fijaciones en ADD y el serrato mayor de las fijaciones en ABD.
    - Tanto el dorsal ancho como el pectoral mayor pueden limitar el movimiento de ABD.
  - 120-180°: Articulación escapulohumeral, escapulotorácica e inclinación del tronco hacia el lado opuesto. Músculos Trapecio y Serrato mayor.
- ADD: Siempre con ligera flexión. 20-40°. Músculos Dorsal ancho, Pectoral mayor, Redondo

mayor.

E) Maniobras exploratorias:

PRUEBA	MANIOBRA	POSIBLE DIAGNÓSTICO
1. "Arco doloroso"	Dolor entre 60-100° de ABD	Síndrome Subacromial.
2. P. del rascado de Apley	El paciente toca la parte superior e inferior de la escápula opuesta.	Disminución de la movilidad: Lesión del manguito rotador.
3. Prueba de ADD cruzada	Mano en hombro contrario, Resistiendo la flexión.	Pinzamiento subacromial.
4. P. de Jobe	ABD 90° y RI resistida	Pinzamiento del tendón del supraespinoso.
5. P. de Patte.	RE resistida	Afectación de infraespinoso y Redondo menor.
6. Lift-off test.	Mano en zona lumbar, separación de la mano contra resistencia.	Afectación del subescapular.
7. P. del brazo que cae	El brazo desciende al soltarlo.	Desgarro del manguito rotador.
8. P. Spurling	Raquis cervical extendido con cabeza rotada hacia hombro afecto y presión axial.	Radiculopatía cervical.
9. P. de Yegarson	Flexión de 90° y resistencia a la flexión de codo.	Afectación del tendón largo del bíceps.
10. Signo del "ruido sordo" o Clunk	Rotación del hombro presionado desde extensión hacia flexión.	Lesión Labral.

CAPITULO II

PATOGENIA DE LAS LESIONES DEL MANGUITO ROTADOR

Aunque Neer, (1983), atribuyó a causas mecánicas por atrapamiento o colisión subacromial la génesis de estas lesiones, se conocen otros mecanismos desencadenantes de las lesiones del manguito rotador. Inicialmente, se pueden dividir en causas intrínsecas, que asientan en el propio manguito rotador, o extrínsecas, que asientan fuera de él. A su vez, estas causas extrínsecas de origen mecánico pueden ser primarias, por la presencia de estructuras anatómicas, como el arco coracoacromial, que provoca el atrapamiento, o secundarias a una inestabilidad glenohumeral, a una disfunción escapular o a otros procesos traumáticos, inflamatorios, degenerativos o incluso yatrogénicos, que causan una disminución funcional del tamaño del desfiladero de salida del supraespinoso (supraspinatus outlet). Los mecanismos intrínsecos pueden ocasionar disfunciones en la articulación glenohumeral, creando causas extrínsecas secundarias de lesión del manguito rotador. La progresión de las lesiones del manguito abocará a cambios degenerativos importantes de la AGH por la alteración de la biomecánica, lo que conlleva a la calcificación de los tendones. (Bigliani, & Castresana, 2003).

Dentro de las causas exrtinsecas tenemos a la Tendinopatías calcificantes la cual se trata de una enfermedad tendinosa que debe distinguirse del conflicto subacromial y de la rotura del manguito. Aún no se conoce factor etiológico preciso sin embargo, se caracterizan por el hallazgo de un depósito cálcico a nivel tendinoso, que se originaría a partir de una metaplasia de los tenocitos que, en un lapso muy variable de tiempo, puede evolucionar hacia la resolución espontánea (1). La tendinitis cálcica es una causa frecuente de dolor de hombro en el adulto, pudiendo llegar a resultar altamente incapacitante, afectando su independencia y calidad de vida. Se origina por depósito de cristales de hidroxiapatita en los tendones del manguito rotador con una prevalencia reportada del 2,5-7,5% de las radiografías en adultos asintomáticos. Aproximadamente la mitad de éstos presentarán síntomas, siendo más frecuente en mujeres (70%) y en mayores de 40 años. (Guiloff, Niedmann, Hebel, & Villacres, 2017).

La periartritis calcificada aguda es la presentación clínica más frecuente relacionada con los depósitos de cristales; la articulación del hombro es la localización más habitual (70%) y se denomina tendinitis calcificada del hombro. Suele afectar al manguito de los rotadores, y más concretamente al tendón del músculo supraespinoso. La prevalencia de calcificación en el manguito de los rotadores se sitúa entre el 7,5 y el 20% de los adultos asintomático, y en el 6,8% de aquellos que tienen dolor de hombro. (García, González, & Cordal, 2004).

Esta patología es más común entre los 30 y los 60 años de edad. Afecta ligeramente más a la mujer que al varón. La sintomatología puede desencadenarse por traumatismos leves o por trabajos con actividades que conlleven movilidad del hombro. (García, González, & Cordal, 2004).

El dolor por calcificación del manguito rotador tiene una prevalencia del 20 %. Se describen como factores de riesgo para el desarrollo de la lesión de estas estructuras, aspectos como la sobre carga de trabajo, el haber trabajado durante 13 años consecutivos desempeñando actividades como la conducción automovilística, realizar labores con elevación de los brazos frecuentemente, ejecutar trabajos que impliquen la aplicación de fuerza, desde los miembros superiores o el manejo de elementos vibratorios. (Rebelatto, & Morelli, 2005).

La razón para que se depositen cristales, generalmente de fosfato cálcico, en bursas y tendones no está aclarada. Parece que debe existir una fibrosis y necrosis del tendón con la consiguiente degeneración, para que se favorezca el depósito de cristales. Sin embargo, otros autores dicen que no es un proceso de tipo degenerativo.

Los métodos de tratamiento que se suelen adoptar en este tipo de patología están dirigidos fundamentalmente a controlar el dolor y mantener la función de la articulación. La mayoría de los episodios se resuelven lentamente, en 2 o 3 semanas, con reposo y antiinflamatorios no esteroideos (AINE); pero con frecuencia, el dolor y la limitación son muy importantes, y requieren habitualmente infiltraciones intraarticulares de corticoides y la fisioterapia para restaurar o mejorar el recorrido articular debe instaurarse tempranamente. (Ministerio de la Protección Social. 2006).

Finalmente, si los métodos conservadores fracasan, la utilización de cirugía o aspiración con aguja es el siguiente escalón terapéutico. No obstante, dichas técnicas invasivas no solucionan el problema en todos los casos. (Ministerio de la Protección Social. 2006).

Varias publicaciones recientes sobre la utilización de ondas de choque extracorpóreas (ODCE) en tendinopatías calcificadas, aportan buenos resultados con esta técnica.

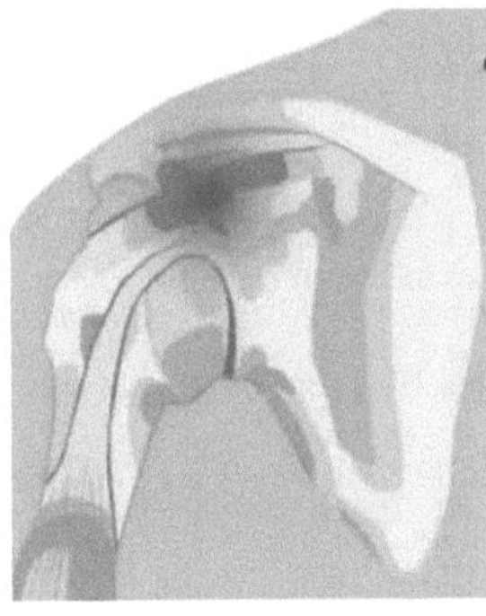

Figura # 2. Representación de la zona de afección y dolor.

Fases de desarrollo de la calcificación del manguito rotador.

1. Fases.

    a) Fase formativa. (1 a 6 años). Suele ser poco dolorosa, incluso asintomática.

    b) Reansortiva (1 a 6 años). Brotes de dolor agudo.

2. Factores de riesgo.

    ➢ Edad más frecuente entre los 40 y los 50 años.

    ➢ Más frecuente en las mujeres.

    ➢ No posee relación con práctica deportiva.

    ➢ Es más habitual en el brazo dominante.

    ➢ No posee relación directa con la actividad laboral.

3. Principales síntomas.

    ➢ Variable desde (fase formativa) a dolor súbito muy intenso en el hombreo y cara externa del brazo sin causa aparente (fase absorsiva).

    ➢ Las calcificaciones mayores de 1 cm evolucionan peor.

    ➢ En los brotes de dolor intenso los antinflamatorios alivian el dolor.

    ➢ Puede producirse una rigidez de hombro sin el dolor se mantiene.

    ➢ Los tendones no suelen romperse.

Se plantea a groso modo y de forma superficial, como principales tratamientos los siguientes:

1. Sin tratamiento si el paciente esta asintomático o con síntomas leves.

2. En brote agudo: antinflamatorio, hielo, incluso infiltración de corticoides para el control del dolor.

3. Pasada la fase aguda, fisioterapia para evitar rigidez y atrofia muscular.

4. Calcificaciones en grandes que no responden a tratamientos conservadores de 4 a 6 meses:

eliminación de la calcificación por artroscopia.

Síntomas de la tendinitis calcificante.

Las características clínicas predominantes de la tendinitis de hombro con calcificaciones incluyen:

- ➢ dolor en el hombro

- ➢ disminución del rango de movimiento

- ➢ disminución de la funcionalidad del hombro

En la fase de formación de las calcificaciones, el dolor de hombro es subagudo leve y empeora por las noches. En la fase de reabsorción, el dolor se intensifica siendo más agudo y limita los movimientos del hombro. En una tendinitis de hombro los síntomas aparecen en gestos que impliquen llevar el hombro al final de su movimiento.

También cargar grandes pesos, posiciones mantenidas con los brazos elevados. El mantenimiento del propio peso corporal para hacer ejercicios como flexiones podrían ser dolorosos y limitar actividades de la vida diaria. Así como la práctica de deportes como tenis, pádel, vóleibol etc.

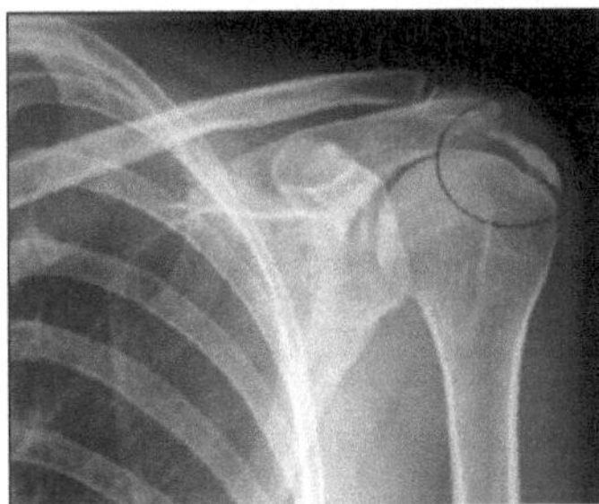

Figura # 3. Tendinitis calcificante de Hombro. Fuente: clínica CEMTRO.

Pruebas para evaluar el movimiento del hombro.

- ➢ Prueba de rascado de Apley (Apley scratch test).

Es una prueba rápida y sencilla para valorar la movilidad del hombro. No siempre se consigue completarla dada la situación del paciente, pero da una idea global del estado de movilidad activa del paciente.

Se le pide al paciente que toque el hombro contralateral en la parte de atrás, lo más distal posible. De esa forma medimos flexión, abducción y rotación externa. Luego le pedimos que baje la mano y toque la columna lumbar y torácica, lo más alto posible. De esta forma evaluamos combinadamente la extensión, aducción y rotación interna del hombro.

> Prueba de cuadrante (Quadrant Test):

Fue diseñada por Mullen para detectar cambios sutiles en la paradoja de Codman, (1934), como resultado de patologías o alteraciones en el hombro.

La prueba se realiza con el paciente en decúbito supino. El examinador ubica su mano en la espina de la escápula y la clavícula distal y gentilmente aplica una fuerza dirigida hacia inferior, esto para prevenir el encogimiento del hombro durante la maniobra. El brazo es primero abducido a 90 grados y rotado 90 grados externamente. Desde esta posición, el brazo se aduce hasta que el húmero empieza a rotar internamente. El momento en que el brazo empieza a rotar internamente se conoce como posición de cuadrante (quadrant position). Esta prueba no ha sido reproducida en la literatura médica y requiere de práctica para poder detectar los cambios sutiles en el movimiento del hombro. (Mullen, Slade, & Briggs, 1989).

> Prueba de tensión posterior (posterior Tightness Test):

Esta prueba evalúa específicamente la laxitud de las estructuras posteriores del hombro.

Paciente en decúbito lateral, con el brazo que no será evaluado debajo de la cabeza, con las rodillas y caderas flexionadas para comodidad. El brazo que se evalúa es pasivamente elevado a 90 grados, mientras que la escápula se estabiliza con la otra mano del examinador. (Tyler, Nicholas, Roy, & Leim, 2000). Posterior a esto, el brazo a examinar se aduce de forma cruzada delante del paciente, previniendo cualquier movimiento de rotación del húmero durante la maniobra. Apenas el examinador sienta una resistencia, se detendrá inmediatamente el movimiento y se medirá desde el epicondilo lateral del brazo evaluado hasta la camilla de examen. Usualmente, el asistente realiza la medición mientras el examinador mantiene la posición. Posterior a esto, se repite la prueba en el otro hombro para que la prueba sea comparativa. (Tyler, Roy, Nicholas, & Gleim, 1999).

➢ Prueba de flexión horizontal (Horizontal Flexion Test):

También utilizada para evaluar la rigidez de las estructuras posteriores en el hombro.

Paciente en decúbito supino. Se eleva el brazo a evaluar a 90 grados sin doblar el codo, el examinador lleva lentamente el brazo del paciente en aducción hasta sentir resistencia. El examinador mantiene esta posición y mide el ángulo formado entre el brazo y un eje vertical. Cuando el ángulo formado es menor de 45 grados, se sospecha algún grado de retracción en las estructuras posteriores del hombro. (Pappas, Zawacki, & McCarthy, 1985).

Prueba de tensión del pectoral menor (Pectoralis Minor Tightness Test):

Paciente en decúbito supino. El examinador ubica una mano en la parte anterior del hombro, luego lleva gentilmente el hombro del paciente hacia atrás. La limitación para llevar el hombro hacia atrás y dejar que la parte posterior del hombro repose sobre la camilla indica retracción del pectoral menor. (Kendall, Kendall, & Wadsworth, 1971; Borstad, 2008).

El paciente suele acudir a consulta cuando tiene un dolor muy intenso en el hombro, que no relaciona con ninguna causa, y que en muchos casos es insoportable. Se describe como uno de los dolores no traumáticos más intensos que pueden producir las articulaciones. Los pacientes que se presentan así suelen estar en una fase reabsortiva que afortunadamente es de corta duración, y en general debemos instaurar tratamiento analgésico para ayudar a mejorar los síntomas durante esos días.

Una vez superada esa fase, algunos pacientes quedan sin ningún dolor hasta que vuelven a tener un nuevo brote (que no siempre aparece, pero a menudo sí, aunque es muy difícil determinar cuándo va a aparecer). Puede ser en un mes como en dos o tres años.

Suele mejorar con el tratamiento inicial con anti inflamatorios y fisioterapia, pero reaparece al reiniciar la actividad física habitual. Son frecuentes los diagnósticos erróneos, por aquellos especialistas que no están familiarizados con este síndrome: osteopatía de pubis, pubalgia, tendinitis de repetición...y las terapias empleadas son ineficaces y frustrantes para nuestro paciente.

Diagnóstico de la tendinitis calcificante.

El diagnóstico de una tendinitis calcificante se basa en la presencia de un depósito de calcio, que se identifica fácilmente en radiografías simples de hombro. Siempre hace falta hacer al menos dos radiografías en diferentes posiciones (llamadas proyecciones, en general en rotación interna y externa) ya que, dependiendo de donde esté la calcificación, puede no verse por la superposición del húmero proximal.

Como principales diagnósticos se tienen en cuenta, por ejemplo:

➢ Diagnóstico fácil ya que el calcio se detecta en radiografías simples de hombre.

➢ Habitualmente a mayor tamaño y cantidad de calcio, peor pronóstico.

➢ La resonancia o ecografía no son siempre necesarias, aunque ayudan a localizar la calcificación y descartar otras lesiones.

Si el paciente tiene un dolor muy intenso de causa no traumática, de características inflamatorias como se ha descrito previamente, y en las radiografías se aprecia una calcificación del hombro, casi con seguridad su dolor es secundario a la calcificación. Muchas veces el paciente no se deja explorar debido al intenso dolor, y es difícil evaluar el rango de movilidad del hombro y la fuerza (de hecho, no se recomienda hacer una exploración sistemática de fuerza y movilidad cuando el paciente está en un brote de dolor – lo que llamamos «fase aguda»- ya que podemos incrementar los síntomas).

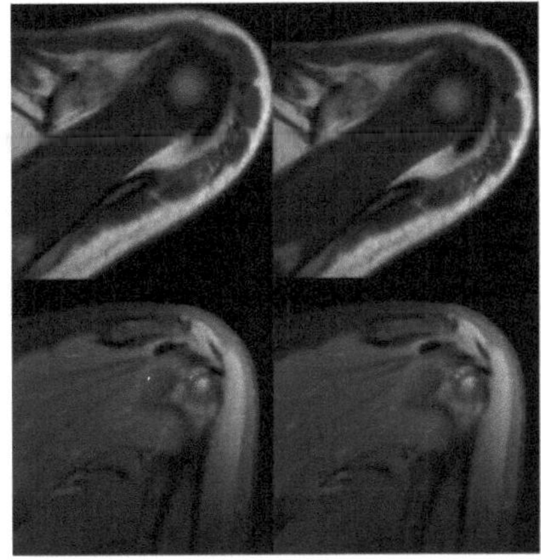

Figura # 4. https://www.clinicacemtro.com /traumatologia/unidad-de-hombro/tendinitis-calcificante-hombro/

En caso de que en las radiografías no se aprecien calcificaciones de hombro, debemos descartar otras causas de dolor, como hernias de disco cervicales y otros procesos menos frecuentes.

Otras pruebas diagnósticas, como la ecografía o resonancia, aunque no sean imprescindibles para el diagnóstico inicial de la tendinitis calcificante, pueden ayudar a localizar mejor la calcificación, valorar el estado de los tendones (que no suelen estar rotos, aunque el depósito de calcio está parcialmente dentro del tendón y por tanto sí implica una degeneración tendinosa, lo que no es exactamente igual que una rotura), descartar otros procesos existentes como artrosis de hombro, artrosis acromioclavicular, o reducción del espacio subacromial (que es el espacio entre la

¿Cómo se diagnostica la tendinitis calcificada?

El médico revisará el modo en que puede mover el hombro y el brazo. Podría revisar la función del codo, muñeca y mano. Él podría comparar el movimiento y la fuerza del hombro adolorido con el hombro sano. También es posible que deba hacerse los siguientes exámenes:

➢ Una radiografía podría mostrar la acumulación de calcio en el hombro.

➢ Una ecografía usa ondas sonoras para mostrar imágenes en una pantalla. Un ultrasonido podría realizarse para mostrar la causa del dolor.

➢ Una resonancia magnética (RM) toma imágenes del brazo. Una IRM podría mostrar el calcio en el brazo u otra causa del dolor. Es posible que le administren tinte para ayudar a que las partes del hombro se vean mejor en las imágenes. Decirle al médico si usted alguna vez ha tenido una reacción alérgica al tinte de contraste.

Tratamiento de la tendinitis calcificante de hombro.

El tratamiento de las tendinitis calcificantes depende mucho de los síntomas. Los pacientes que no tienen dolor (que son los menos), no necesitan tratamiento ya que la mayor parte de las calcificaciones de hombro se acaban reabsorbiendo y desapareciendo con el tiempo. Lo más frecuente, sin embargo, es que el paciente acuda a consulta, o incluso a un servicio de urgencias, por un brote de dolor agudo.

En estos casos, habitualmente ponemos tratamiento del dolor con analgésicos, de acuerdo a la intensidad de los síntomas (antiinflamatorios, o incluso narcóticos), y recomendamos poner frío local con una bolsa de hielo 10 o 15 minutos cuatro o cinco veces al día (algunos pacientes por su cuenta se ponen calor pero suele aumentar los síntomas en la fase aguda). Habitualmente el dolor de la tendinitis calcificante cede en pocos días. Si no es así, podemos recurrir a infiltraciones con anestésicos locales, combinados o no con un corticoide, habitualmente en la bolsa subacromial. Una vez que el paciente no tiene dolor, se acaba el tratamiento hasta un nuevo brote.

La tendinitis calcificada podría desaparecer por sí sola. El cuerpo absorbe el calcio y el tendón sana. Es posible que usted necesite alguno de los siguientes:

Medicamentos:

Los medicamentos antiinflamatorios no esteroideos (AINE), pueden reducir la inflamación y el dolor. Este medicamento puede causar sangrado estomacal o problemas en los riñones en ciertas personas. Si se toma un medicamento anticoagulante, siempre tener presente si los AINE son seguros.

> Esteroides ayudan a disminuir la inflamación. Es posible que le administren esteroides en forma de píldora o de inyección en el hombro.

> La aplicación de agujas es un procedimiento que se utiliza para disolver el calcio o eliminarlo. El médico introduce una o más agujas a través de la piel en el hombro.

> La terapia extracorpórea por ondas de choque (TEOC) utiliza ondas sonoras que apuntan al calcio para ayudar a disolverlo. Las piezas de calcio se absorben por el cuerpo. La TEOC podría realizarse si los síntomas duran por 3 meses o más.

> La cirugía podría ser necesaria para remover el calcio si usted tiene dolor grave durante varios meses y otros tratamientos no han ayudado. También se podría extirpar el tejido o el hueso dañado.

En general, para saber qué es mejor aplicar para una tendinitis de hombro, frío o calor, se debe fijar en si el dolor es reciente (1 a 3 días) y si duele más a lo largo del día, incrementándose por la noche. En ese caso, será mejor la aplicación de frío local en el hombro.

Si el dolor lleva más tiempo, incluso meses, el frío local probablemente no calme los síntomas, por lo que sería mejor la aplicación de calor con la finalidad de relajar los tejidos blandos del hombro como músculos, ligamentos, cápsula articular etc. y así aliviar parcialmente el dolor.

El frío no debe ser aplicado más de 10 minutos seguidos y el calor no debe ser aplicado más de 15 minutos seguidos.

CAPITULO III

ONDA DE CHOQUE FOCAL

La utilización de sonido en medicina tiene una larga historia. Desde su uso diagnóstico en los estudios ecográficos hasta su aplicación terapéutica en la litotricia renal, este principio físico ha demostrado ser útil y seguro.

Justamente a partir de los resultados en el tratamiento de cálculos renales se extendió su indicación a patologías del aparato músculo-esquelético, sin embargo, el mecanismo de acción es totalmente distinto. En el caso de los cálculos renales el efecto es puramente mecánico y consiste en la destrucción de un cúmulo de material mineral inerte. En el tratamiento de tejidos vivos en cambio, la respuesta es biológica y se basa en el fenómeno de la "mecanotransducción", este es un fenómeno por el cual las células son capaces de reconocer los estímulos mecánicos y generar una respuesta biológica. Los efectos terapéuticos en las aplicaciones de las ondas de choque en el aparato músculo-esquelético están determinadas por este mecanismo (Ruiz, 2010).

Las ODCE son impulsos de presión de duración de microsegundos, capaces de producir, tras su aplicación en las áreas afectadas por las tendinitis calcificadas, reducción del dolor e incluso fragmentación del depósito cálcico, dependiendo de la energía utilizada

Bajo el nombre de ondas de choque se incluyen las ondas focales y las ondas radiales, estas últimas, también llamadas ondas neumáticas o balísticas, pueden ser aplicadas por médicos y kinesiólogos. Estas ondas tienen un efecto superficial, no tienen un foco, son efectivas para el tratamiento de lesiones en tendones, fascias y puntos gatillo.

Los equipos generadores de ondas de choque radiales, las ondas son generadas por la inyección de aire comprimido en la pieza de mano de aplicación que contiene en su interior un proyectil que es desplazado dentro del mismo e impacta contra el cabezal de aplicación y se genera un efecto a nivel superficial sin determinar un efecto de foco

Las ondas focales, son de uso estrictamente médico, son similares a las utilizadas en urología para la disolución de los cálculos renales. Como su nombre lo indica tienen un foco de acción terapéutica, tienen un efecto profundo. Pueden ser utilizadas en lesiones de tendones, fascias, calcificaciones del manguito rotador y patología ósea. (García, González, y Cordal, 2010).

La onda de choque focal aplicada al tratamiento médico puede considerarse como una explosión controlada que genera un pulso sónico. Existen distintas formas de generar este pulso. Todas ellas dependen de la conversión de energía eléctrica en mecánica. (Moya, & Patiño, 2012).

Los tres mecanismos de generación de la onda habitualmente usados son:

1. Sistemas electrohidráulicos: representan la primera generación de dispositivos. Se genera la onda a partir de una chispa como en la ignición de los automóviles. A partir de un capacitor cargado se produce una descarga de alto voltaje que a través de electrodos produce un impulso sobre un reflector elíptico que contiene agua. La chispa generada produce calor y vaporiza el agua circundante produciendo una burbuja de gas constituida por vapor de agua y plasma. Los sistemas electrohidráulicos son los más efectivos desde el punto de vista terapéutico por las características de distribución de la presión en el área de tratamiento.

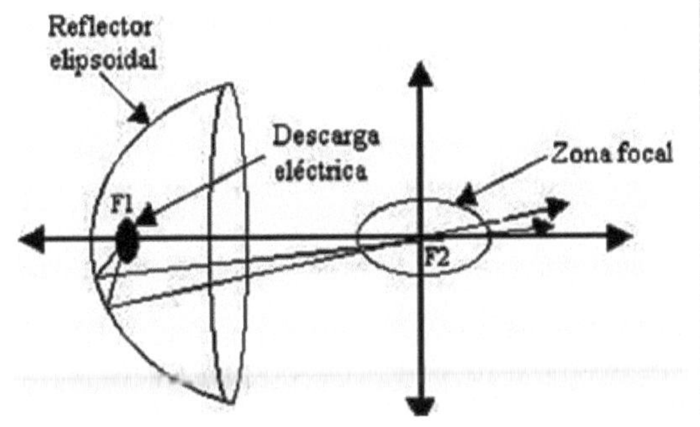

Figura # 5. Sistema Electrohidraulico. Fuente: De la Web de la Sociedad Española de Tratamientos con Ondas de Choque. (SETOC) http://www.setoc.es

2. Sistemas piezoeléctricos: la oscilación de cristales de cuarzo determinada por una rápida descarga eléctrica genera un pulso de presión en el agua circundante que produce una onda de choque. Son los sistemas más caros por su mantenimiento. (Moya, & Patiño, 2012).

3. Sistemas electromagnéticos: un pulso generado por un campo magnético produce la deflección de una membrana metálica altamente conductora que genera la onda de sonido. Una vez emitida la onda pasa a través de una lente acústica que de acuerdo con su distancia focal determina un punto focal terapéutico determinado. (Moya, & Patiño, 2012).

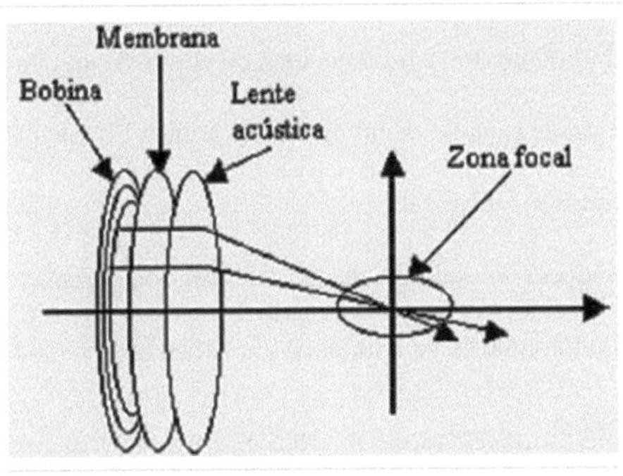

Figura # 6. Sistema electromagnético. Fuente: Web de la Sociedad Española de Tratamientos con Ondas de Choque. (SETOC) http://www.setoc.es

Los aparatos utilizados para el tratamiento en tejido musculo-esquelético están constituidos por:

> Una unidad generadora de ondas.

> Controles de intensidad de potencia y contador de número de ondas aplicadas.

> Almohada de acoplamiento con control de su volumen.

> Unidad de circulación de agua.

> Sistemas de localización (ecógrafo, intensificador de imágenes, marcadores láser).

Una vez emitidas estas ondas mecánicas viajan a través de la materia ya sea en su fase sólida, líquida o gaseosa. En el caso de su aplicación terapéutica, la onda se transmite a través de una almohada de acoplamiento que es un medio líquido que al tener una consistencia acústica similar a la del cuerpo humano, favorece su transferencia al mismo. Es esencial que exista un medio de transición entre la almohada de acople y el organismo, como por ejemplo el gel para ultrasonido. Las ondas de choque son dirigidas hacia un punto focal en el tejido que debe ser tratado.

Existen tres posibilidades para asegurarse de que las ondas hagan blanco en la zona por tratar:

> Feed-back del paciente: se practica la aplicación en la zona de máximo dolor. Esta es llamada directa cuando el centro de la almohada de acople coincide con el punto doloroso, de esta manera las ondas entran en la zona de dolor en forma vertical. Otra posibilidad es hacer una aplicación tangencial en la cual el punto doloroso coincide con el haz de un marcador láser que es perpendicular a la dirección de emisión de las ondas de choque. En este caso acceden a la zona de dolor desde una dirección tangencial.

> Ultrasonido: los aparatos generadores de onda de choque cuentan con un brazo excéntrico que permite la localización del punto que se va a tratar desde varios ángulos y así localizar el área de tratamiento en los planos.

> Radiología: la utilización de un intensificador de imágenes es de gran ayuda para el uso sobre tejido óseo. Se ajusta el blanco moviendo la fuente de ondas de choque o al paciente en el plano horizontal mientras se practica la fluoroscopia en sentido anteroposterior y luego se

gira el brazo del fluoroscopio en posición oblicua para ajustar el blanco en sentido vertical.

La onda de choque genera efectos físicos en los tres planos del espacio pasando de la presión ambiente al pico máximo de presión en el frente de la onda. Al atravesar un medio, causa una expansión y concentración de éste que altera su densidad. La propagación puede describirse como una compresión y relajación alternadas del medio a lo largo de la dirección de propagación. Cuando la onda de choque ingresa en un tejido se disipa y refleja, siendo la energía cinética absorbida de acuerdo con la estructura del medio. Así, van cambiando sus propiedades físicas por atenuación al viajar por un medio y por reflexión y refractación cuando pasa de un medio a otro. En el aire la atenuación es muy alta, en el medio acuoso en cambio es aproximadamente mil veces menor. Para que la onda de choque tenga un efecto terapéutico adecuado la energía debe ser focalizada en el punto que se va a tratar. (Ruiz, 2010).

Si bien la onda es dirigida a un punto focal tiene efectos sobre un área mayor o volumen focal. Se determina en los tejidos un efecto de carga mecánica que viaja a través de ellos a una velocidad levemente superior a la del sonido. La presión positiva y el corto tiempo de ascenso son responsables de este efecto directo de carga. Esto es lo que se llama efecto primario o directo de la onda de choque. La onda negativa secundaria es responsable del fenómeno de cavitación, que es el llamado efecto indirecto o secundario de la onda de choque. Está determinado por la formación de burbujas gaseosas debido al efecto de las variaciones de presión sobre el agua. La primera parte de la onda comprime las burbujas de gas de 1 mm a unos pocos micrones con lo que la presión y la energía dentro de ellas aumentan destacadamente. (Moya, & Patiño, 2012).

Después de un tiempo determinado las burbujas colapsan o implosionan en forma descontrolada generando ondas de choque secundarias. La interacción entre las ondas de choque y las burbujas genera chorros de agua de gran energía y alta temperatura. Este fenómeno también se produce cuando la onda impacta una burbuja de gas ya presente en el medio. En la interfase entre medios de distinta densidad la simetría de los fenómenos de implosión es alterada con un mayor potencial destructivo. Así, por ejemplo, en los límites entre tejido muscular y óseo es en los que se producen mayores cambios y mayor emisión de energía con lo que se genera un mayor efecto biológico.

Si el chorro de agua corre a través de una superficie dura se formará en esta un orificio, la desintegración de un cálculo renal es desde el punto de vista físico una combinación entre los efectos directo e indirecto de la onda de choque. (Moya, & Patiño, 2012).

La carga se distribuye en un campo llamado "foco de onda de choque" que es definido como el área de distribución de la presión en sentido axial y lateral en la cual se puede medir hasta la mitad del valor máximo de la onda de presión. Dicha área tiene típicamente una forma elíptica o de cigarro, con su eje mayor en la dirección de propagación de las ondas y es crítica al considerar el valor terapéutico de la onda de choque.

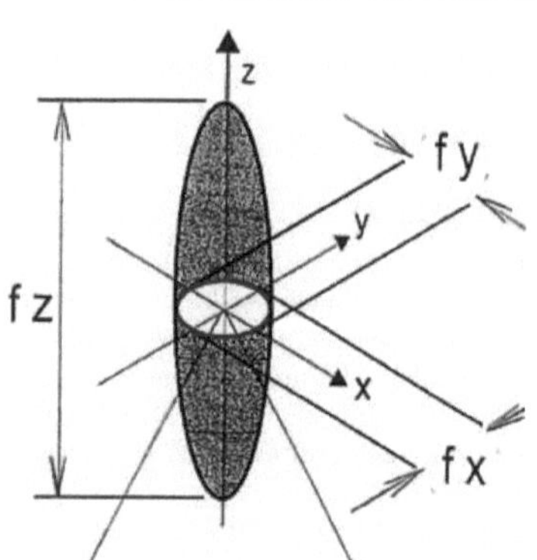

Figura # 7. Foco de la onda de choque. Fuente: Web de la Sociedad Española de Tratamientos con Ondas de Choque. (SETOC) http://www.setoc.es

Efecto Hopkins: en una calcificación el efecto destructivo se inicia en la parte contraria a la zona de entrada de la onda donde las fuerzas tensiles sobrepasan la resistencia del material. La onda al salir se transmite de un medio de alta impedancia a uno de baja impedancia como ocurre con el músculo que rodea a una calcificación.

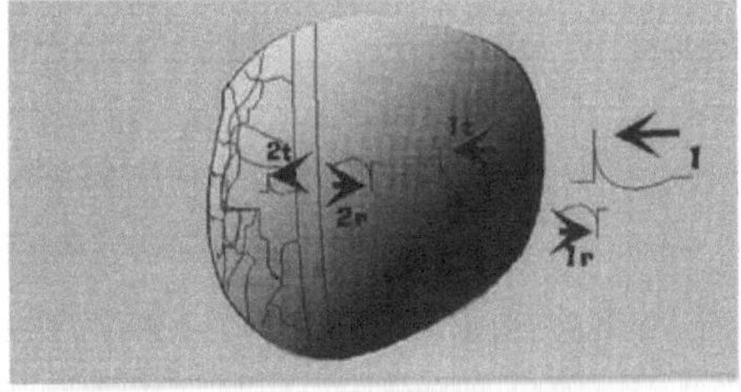

Figura # 8. Efecto Hopkins. Fuente: Web de la Sociedad Española de Tratamientos con Ondas de Choque. (SETOC) http://www.setoc.es

> El tratamiento con ondas de choque ha sido usado con éxito durante más de 15 años en patologías ortopédicas, se expandió rápidamente por todo el mundo para las siguientes indicaciones:

> Pseudoartrosis y fracturas con retraso de consolidación

> Tendinopatía calcificante del hombro

> Fasciopatía plantar (con o sin espolón)

> Epicondilopatía ("codo de tenista")

En estas patologías, el uso de ondas de choques muestra su eficacia en la consolidación ósea, la disminución del dolor y la recuperación de la funcionalidad.

La constante investigación ha permitido un aumento del conocimiento sobre las respuestas biológicas y los mecanismos de acción de las ondas de choque. Los conceptos de estimulación, mecano-transducción, angiogénesis y regeneración tisular permiten ampliar la gama de indicaciones terapéuticas a otras patologías crónicas del sistema músculo-esquelético: Tendinopatía aquíleana (Rompe, Nafe, Furia, & Maffulli, 2007; Rompe, Furia, & Maffulli, 2009), Síndrome doloroso del trocánter mayor ("bursitis trocantérea") (Rompe, et. al. 2009) y en otros síndromes dolorosos de inserción muy frecuentes en el mundo del deporte como el síndrome de los músculos isquiotibiales (Cacchio, et. al. 2011) y el síndrome medial de la tibia (Moen, et. al. 2011).

Efectos biológicos terapéuticos

Se ha demostrado que las ondas de choque provocan una respuesta biológica en el tejido tratado. Mediante un proceso llamado mecano-transducción, el estímulo mecánico de las ondas de choque genera una respuesta biológica, es, por tanto, el proceso por el cual se regeneran las estructuras del aparato musculo-esquelético (músculos, tendones, ligamentos, cartílagos y huesos) dependiendo del tipo de estímulo que reciben, se transforman en un tipo de tejido u otro. (Asociación Argentina de Terapia por ondas de choque extracorpórea (AAOC).

El núcleo de las células se activa y se inicia la producción de proteínas responsables de los procesos de regeneración tisular (también llamados "factores de crecimiento"). Las ondas de choque activan la angiogénesis, se forman nuevos vasos sanguíneos. Aumentan la producción de colágeno, a partir de factores de crecimiento como el TGF-beta1 y el IGF-I. La regeneración de tejidos está mediada también por la liberación de óxido nítrico y el factor de crecimiento VEGF. Los estudios muestran la presencia del antígeno PCNA, que indica proliferación celular (Sociedad Española de Tratamientos con Ondas de Choque (SETOC).

Las ondas de choque incrementan la formación de hueso, aumentando la proliferación y diferenciación de osteoblastos. En pseudoartrosis y retrasos de consolidación, muestran que las ondas de choque comparadas con la cirugía tienen la misma tasa de éxito, una recuperación más rápida y menos complicaciones. La ISMST ("International Society for Medical Shockwave Treatment"), en base a estos resultados positivos, recomienda las ondas de choque como tratamiento de primera elección para pseudoartrosis, retrasos de consolidación de huesos largos y tendinitis calcificadas de hombro. (International Society for Medical Shockwave Treatment (ISMST).

Se ha demostrado que las Ondas de Choque poseen diversos efectos en el hueso y en el tejido blando. En las últimas décadas el desarrollo de las terapias por Ondas de Choque ha sido muy rápido y exitoso. Las ventajas del tratamiento con ondas de choque (ESWT, del inglés "Extracorporeal Shock Wave Treatment") son la no necesidad de intervención quirúrgica, la seguridad y la eficacia. Comparado con una cirugía, los costes de la terapia con Ondas de Choque son muy inferiores (El 30% del total según la ISMST).

Durante más de 30 años, las ondas de choque han sido aplicadas con éxito para desintegrar cálculos en vías urinarias (Chaussy, et al. 1982). Actualmente, las ondas de choque también se utilizan para tratar patologías del sistema músculo-esquelético (Storheim, Gjersing, Bolstad, Risberg, 2010).

En general, en trastornos subagudos y crónicos, el Tratamiento con Ondas de Choque (ESWT) estimula la reiniciación de procesos de curación estancados, lo cual provoca una remodelación y por lo tanto promueve la curación, mientras que en trastornos agudos, el Tratamiento con Ondas de Choque inicia una fase de curación más rápida y efectiva.

La Terapia por Ondas de Choque también crea una analgesia transitoria e incompleta. Los mecanismos que provocan estos efectos no se entienden completamente todavía, pero se ha demostrado que:

➢ Aumentan el riego sanguíneo a la zona tratada mediante la estimulación de los factores de neo vascularización y crecimiento;

➢ Tienen una influencia positiva en la expresión de factores de crecimiento e indicadores como e-NOS, TGF-ß, IGF-1, TNF-α, BMP, VEGF, PCNA;

➢ Tienen un efecto bactericida;

➢ Reinician procesos de curación estancados en lesiones crónicas;

➢ Reducen los procesos inflamatorios;

➢ Estimulan osteoblastos y fibroblastos para reconstruir tejidos dañados;

➢ Facilitan la reabsorción de calcificaciones en tendones y ligamentos; y

> Estimulan la migración (diferenciación) de células madre (stem cells).

Diversos grupos de investigadores por todo el mundo han realizado estudios demostrando que las Ondas de Choque provocan una respuesta biológica en el tejido tratado. Mediante un proceso llamado mecanotransducción, el estímulo mecánico de las Ondas de Choque genera una respuesta biológica.

El núcleo de las células se activa y se inicia la producción de proteínas responsables de los procesos de regeneración tisular (también llamados "factores de crecimiento").

Las Ondas de Choque activan la angiogénesis, se forman nuevos vasos sanguíneos. (Mittermayr, Hartinger, Antonic, Mein, & Schaden, 2011; Keil, et. al. 2011; Mittermayr, et. al. 2011). También aumentan la producción de colágeno, a partir de factores de crecimiento como el TGF-beta1 y el IGF-I (Berta, et. al. 2009; Chen, et. al 2004). La regeneración de tejidos está mediada también por la liberación de óxido nítrico y el factor de crecimiento VEGF. Los estudios muestran la presencia del antígeno PCNA, que indica proliferación celular. (Wang, et. al. 2003).

Otros trabajos muy recientes han podido probar una influencia de las Ondas de Choque en la diferenciación y migración de células madre (Meglio, et. al. 2011). Esta respuesta biológica evita la producción de fibrosis en los tejidos tratados (Fu, et. al. 2011).

Las Ondas de Choque incrementan la formación de hueso (Van der Jagt, Piscaer, Schaden, Weinans, 2011), aumentando la proliferación y diferenciación de osteoblastos (Hofmann, Ritz, Hessmann, Alini, Rommens, & Rompe, 2008). En pseudoartrosis y retrasos de consolidación, diversos ensayos clínicos en humanos muestran que las Ondas de Choque comparadas con la cirugía tienen la misma tasa de éxito, una recuperación más rápida y menos complicaciones. La ISMST ("International Society for Medical Shockwave Treatment"), en base a estos resultados positivos, recomienda las Ondas de Choque como tratamiento de primera elección para pseudoartrosis y retrasos de consolidación de huesos largos. (Cacchio, et. al. 2009; Furia, Juliano, Wade, Schaden, & Mittermayr, 2010).

Criterios en el empleo de las ondas de choque.

En el contexto del campo de la fisioterapia, se puede elegir entre dos tipos de ondas de choque (radiales y focales) en función de la lesión a tratar.

La terapia consiste en la aplicación de ondas sonoras de alta velocidad. En concreto, entre una y cuatro ondas por cada segundo. Esto se consigue a través de un cabezal que impide la dispersión y focaliza las ondas a través de un gel, o líquido transparente, que se coloca exactamente encima del lugar a tratar, una vez localizado por palpación.

La profundidad a la que pueden llegar las ondas difiere según si son ondas radiales, en cuyo caso llega a profundidades de hasta cinco centímetros; u ondas focales, en cuyo caso la profundidad es bastante superior, pudiendo llegar hasta los 12 cm.

Puesto que las ondas focales llegan más adentro, producen también más dolor, siendo necesario, en ocasiones, aplicar algún tipo de anestesia. Las ondas radiales, son mucho menos molestas.

Este tipo de tratamiento, entre otras consecuencias, tiene acelerar la producción de colágeno, necesaria para la reconstrucción de cualquier tipo de tejidos. Además de acelerar la reconstrucción, el tratamiento por ondas de choque en fisioterapia permite disolver calcificaciones, evitando la necesidad de que tengan que eliminarse por cirugía. Por otro lado, la no necesidad de intervención quirúrgica, implica que el restablecimiento se produce en menor tiempo.

En definitiva, las ondas de choque producen destrozos a nivel de las células y los tejidos, que, tras una respuesta inflamatoria, llevan a su reconstrucción. Con ello, normalmente desaparecen los problemas del dolor crónico que suelen ser los motivadores de este tipo de terapias.

Las ondas de choque resultan efectivas en fisioterapia en el 90% de los casos. Por lo que, solo en el 10 % resulta necesario utilizar otro tipo de terapias.

La aplicación de las ondas no se realiza de una sola vez, si no que las sesiones se realizan a lo largo del tiempo. En especial, es importante que se deje el tiempo necesario para que los tejidos puedan dar una respuesta reparadora.

Es una realidad e incluso una generalidad, que cada persona siente el tratamiento con ondas de choque de manera diferente. Algunos pacientes no consideran el tratamiento como desagradable, sin embargo, otros pueden sentir dolor.

El mejor éxito del tratamiento se logra en cooperación con el paciente. Los puntos de dolor se encuentran por palpación de los mismos en el diálogo con el paciente. Es posible encontrar puntos de dolor más profundos directamente con la onda de choque.

El tratamiento comienza en el punto de mayo dolor. Se aplican las ondas de choque al tejido en toda la zona dolorosa con lentos movimientos giratorios con el aplicador de ondas de choque. Durante el tratamiento, siempre es preciso coordinar el punto o los puntos de dolor con el paciente.

Cuando el punto de dolor primario está eliminado por el efecto analgésico de la onda de choque aparecen otros puntos que han sido sobrepuestos por el dolor principal. El punto de dolor se empieza a mover, incluso fragmentándose en varios lagares de la zona donde se tenía focalizado el mayor dolor. Cuanto más puntos de dolor se encuentran y se eliminan en un tratamiento, tanto mejor es el resultado del tratamiento.

Una refrigeración antes del tratamiento puede reducir el sentimiento de dolor notablemente durante la aplicación de las ondas de choque, por tanto se recomienda no utilizar ese tipo de medidas al realizar el tratamiento.

En la mayoría de los casos, se necesitan 2 a 4 sesiones de tratamiento en intervalos de 5 a 10 días.

Los equipos de shockmaster para el tratamiento con ondas de choque extracorporales. Se pueden usar para las siguientes indicaciones:

- ➤ Espolón calcáneo / Fascitis plantaris
- ➤ Hombro doloroso con o sin depósitos calcáreos / Tendinosis calcárea
- ➤ Aquilodinia
- ➤ Síndrome de tracto iliotibial proximal por rozamiento / Tendinosis en la inserción del trocánter
- ➤ Epicondilitis humeri radialis/ulnaris
- ➤ Síndrome de ápice de la patela
- ➤ Síndrome de estrés tibial
- ➤ Tendinosis generales en las inserciones tendinosas
- ➤ Acupuntura
- ➤ Puntos de gatillo (trigger points) musculares

Inconvenientes de las Ondas de Choque.

El tratamiento con Ondas de Choque es inadmisible en el caso de:

- ➤ Trastornos de coagulación de la sangre (hemofilia)
- ➤ Toma de anticoagulantes, sobre todo Marcumar
- ➤ Trombosis
- ➤ Enfermedades de tumor, pacientes con carcinoma
- ➤ Embarazo

- ➢ Polineuropatía en el caso de diabetes mellitus

- ➢ Inflamaciones agudas / Focos purulentos en el área de tratamiento

- ➢ Niños en edad de crecimiento

- ➢ Tratamiento con cortisona hasta 6 semanas antes del primer tratamiento ESWT

Generalmente, no se debe tratar con ondas de choque encima de tejido lleno de aire (pulmón) y en el área de nervios y vasos grandes, la columna vertebral y la cabeza.

Efectos Secundarios de las Ondas de Choque.

Se observan los siguientes efectos secundarios del tratamiento con las Ondas de Choque:

- ➢ Hinchazones, enrojecimientos, hematomas

- ➢ Petequias

- ➢ Dolores

- ➢ Lesiones de la piel en el caso de un tratamiento anterior con cortisona

Normalmente, estos efectos secundarios se atenúan después de 3 a 7 días.

Antes de una nueva sesión de tratamiento es preciso comprobar que los efectos secundarios hayan desaparecido. Inmediatamente después de un tratamiento, sólo se deben hacer ejercicios moderados.

Resultados de las Ondas de Choque.

Con toda seguridad, las zonas de dolor tienen una mejor circulación sanguínea después del tratamiento lo que mejora a largo plazo el metabolismo en las zonas naturalmente poco vascularizadas. La repetición del tratamiento aumenta el efecto de las ondas de choque lo que señala a efectos secundarios como están descritos en la teoría de la memoria asociativa de dolor, por ejemplo.

Otras Consideraciones del Tratamiento con Ondas de Choque.

Cuanto más denso es el tejido que se debe tratar, y cuanto más profundo es el área de dolor, tanto más alta puede ser la energía de aplicación seleccionada, y tanto más fuerte se debe apretar durante la aplicación.

El ajuste de la frecuencia

Empiece el tratamiento con 5 Hz. Dado que cada paciente siente el dolor de manera diferente, es preciso tratar de determinar la frecuencia más agradable para su paciente (5 Hz o 10 Hz) cambiando de frecuencia durante el tratamiento.

Importante: el acoplamiento

¡Sólo con un buen acoplamiento se logra un tratamiento eficaz! Por lo tanto es importante usar siempre una cantidad suficiente de gel para poder dirigir el impulso de la mejor manera.

Hay que prestar atención a que toda la superficie del transmisor de choque o del cojín de acoplamiento de ondas de choque esté en buen contacto con la piel del paciente. (¡No se debe tratar con el transmisor inclinado o con el borde del transmisor!)

Anestesia

La anestesia para pacientes sensibles:

Generalmente, se puede desistir de una anestesia local. La anestesia limita la posibilidad de localizar los puntos de dolor durante el tratamiento.

En la mayoría de los casos, el paciente soporta bien el tratamiento cuando se aumenta la presión del transmisor lentamente y se ajustan la frecuencia y la fuerza de presión.

Si una anestesia es necesaria a pesar de todo, se infiltra el anestésico local en la región correspondiente. ¡De todos modos, es preciso hacer la inyección fuera de la zona de aplicación de las ondas de choque!

Como hemos indicado anteriormente, son muy efectivas en caso de dolores crónicos, como ocurre con los hombros, todo tipo de lumbalgias o puntos gatillo, entre otros.

Pero, además, se utilizan para disolver calcificaciones, como en caso de espolón calcáneo o artrosis.

Otro tipo de aplicación interesante se encuentra en el caso de fracturas, para que la regeneración sea adecuada, pudiendo incluso retardar la consolidación ósea, cuando así se considere adecuado. En el caso de tendinitis, o, en general, para la regeneración de tejidos musculares, como en el caso de esguinces o distensiones.

Los efectos que se observan como consecuencia de la aplicación de las ondas de choque en fisioterapia van desde el aumento de producción de colágeno y la eliminación de calcificaciones hasta la formación de nuevos vasos sanguíneos, curación de inflamaciones crónicas…

Los tratamientos por ondas de choque en fisioterapia están cada vez están más presentes en clínicas y centros de fisioterapia.

Además, solo el 20 % de los pacientes con problemas de dolores crónicos sin resultados con otros tratamientos, no logran eliminar el problema definitivamente. Pero, pueden notar mejorías.

En general, se aplican entre 3 y 5 sesiones, dejando entre 3 y 10 días entre medias, según el tipo de problema, la respuesta de los tejidos y la tolerancia del paciente. Indicamos esto último, porque durante las sesiones puede experimentarse una cierta incomodidad. Si bien, no suelen exceder de cinco minutos.

Favorece además la formación de vasos sanguíneos, en la cual el flujo de nutrientes en la sangre es necesario para iniciar y mantener los procesos de reparación de la estructura del tejido dañado. La aplicación de ondas acústicas crea microrupturas capilares en tendón y hueso. Debido a las microroturas, la expresión de factores de crecimiento tales como eNOS, VEGF, BMP y PCNS se incrementa significativamente.

Como resultado de estos procesos, las arteriolas son remodeladas, estimuladas para crecer y otras nuevas se forman. Los nuevos vasos sanguíneos mejoran el suministro sanguíneo y la oxigenación de la zona tratada y estimulan a la curación más rápida de tanto el tendón como del hueso.

Reversión de la inflamación crónica

La inflamación crónica se produce cuando la respuesta inflamatoria no está completamente detenida. Esta puede dañar el tejido sano y resulta en dolor crónico. Los mastocitos son uno de los componentes clave del proceso inflamatorio. Su actividad se puede aumentar mediante el uso de ondas acústicas penetrantes.

La activación de los mastocitos es seguida por la producción de quimiocinas y citocinas. En primer lugar, estos compuestos proinflamatorios mejorarán el proceso; el siguiente paso consiste en ayudar a restaurar los procesos curativos y regenerativos normales.

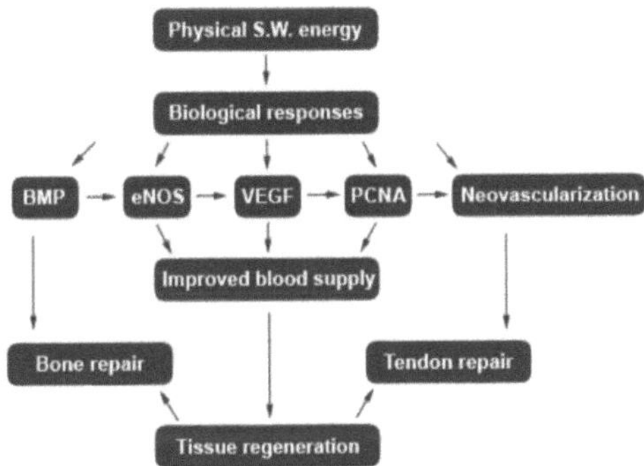

Figura # 9. Mecanismo biológico de ondas de choque musculo-esqueléticas. ISMST. Fuente: Newsletter, 2006.

Estimulación de producción de colágeno

La producción de una cantidad suficiente de colágeno es una condición previa necesaria para los procesos de reparación del mioesqueletal dañado y estructuras ligamentosas. La Terapia de la Onda de Choque acelera la síntesis de procolágeno. La Terapia obliga a las fibras de colágeno recién creadas a una estructura longitudinal que hace que las fibras del tendón recién formadas se vuelvan más densas, rígidas y crean una estructura más firme.

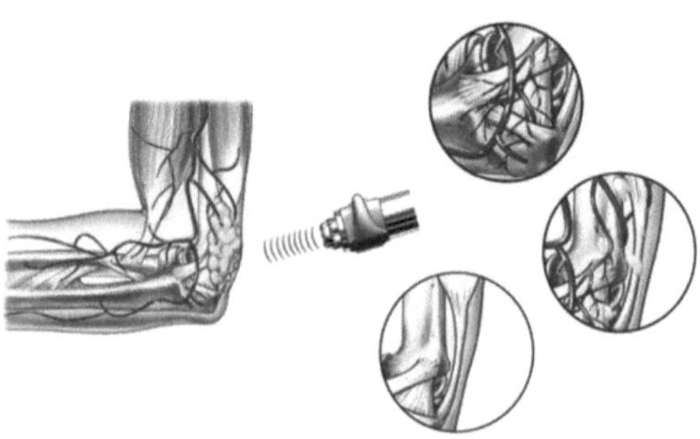

Figura # 10. Estimulación de producción de colágeno. Fuente: https://ceprofis.com/ondas-de-choque/

Disolución de fibroblastos calcificados

La acumulación de calcio es, más a menudo, el resultado de micro-desgarros u otros traumas a un tendón. Las ondas acústicas rompen las calcificaciones existentes. La Terapia de Ondas de Choque inicia la descalcificación bioquímica de la acumulación de calcio hasta alcanzar una consistencia similar a la de pasta de dientes, por ende tratando el tendón. Las partículas granulares de calcio se eliminan luego por el sistema linfático.

Dispersión del mediador del dolor "sustancia P"

La sustancia P es un neurotransmisor que media la información del dolor a través de las fibras C. Este neuropéptido se asocia generalmente con dolor intenso, persistente y crónico. Retransmite mensajes de dolor al sistema nervioso central. La reducción de la concentración de la sustancia P disminuye la estimulación de aferentes nociceptivos fibras y reduce así el dolor. La disminución de la sustancia P, histaminas y otros metabolitos nociceptivos también ayuda a inhibir el desarrollo de edemas inflamatorios. Las ondas acústicas generadas por la terapia de ondas de choque disminuyen la concentración de la sustancia P y alivian el dolor gatillo.

Liberación de puntos gatillos

Los puntos gatillos son la principal causa de dolor en la espalda, cuello, hombros y extremidades. Están asociados con nódulos palpables en bandas tensas de las fibras musculares y sarcómeros extremadamente contraídos. La contracción de sarcómeros disfuncionales es tan fuerte que comienzan a cortar su propio suministro de sangre. Esto hace que los productos de desecho se acumulen. La acumulación de productos de desecho irrita las terminaciones nerviosas sensoriales que luego provoca aún más la contracción. Este círculo vicioso se conoce como "crisis metabólica". El mecanismo supuesto de acción es que la energía acústica aplicada desbloquea la bomba de calcio, y por lo tanto, invierte la crisis metabólica en los miofilamentos y libera los puntos de activación.

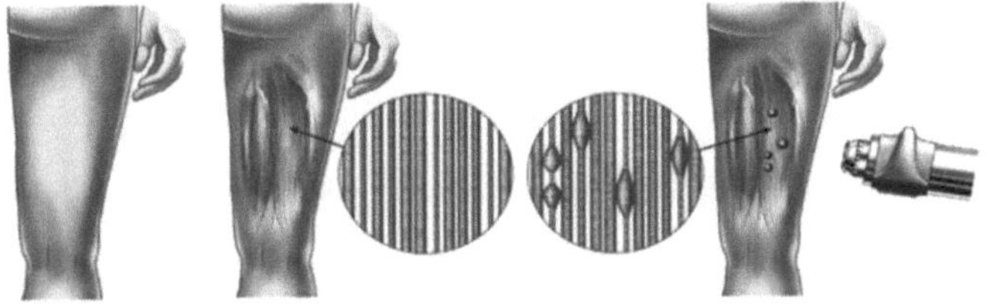

Figura # 10. Estimula y libera los puntos de activación. Fuente: https://ceprofis.com/ondas-de-choque/

CAPITULO IV

EXPERIENCIA CON LA APLICACIÓN DE ONDAS DE CHOQUE EN EL TRATAMIENTO DE HOMBROS DOLOROSOS CAUSADOS POR LA TENDINITIS CALCIFICADA

En la práctica diaria, se recurre a una amplia gama de procedimientos para su tratamiento, como medicación sintomática, fisioterapia, kinesioterapia, infiltraciones, punciones y lavados ecoguiados e incluso, cuando no hay una respuesta adecuada al manejo conservador, la extracción quirúrgica o artroscópica. En los últimos años, la terapia por onda de choque extracorpórea focal ha surgido como una nueva posibilidad terapéutica ante el fracaso del tratamiento convencional, con la ventaja de ser un procedimiento no invasivo.

En uno de los primeros estudios realizados en Argentina por (Moya, y Patiño, 2012), desde agosto de 2001 hasta el 2012, se trataron 72 casos de calcificaciones del manguito rotador mediante la aplicación de terapia por onda de choque extracorpórea focal. Se encontró que desapareció por completo la calcificación en el 48% de los casos en estadio I y en el 42% de los casos en estadio II. No hubo cambios en el 28% de los casos en estadio I y en el 21% en estadio II. En la evaluación al año, la calcificación había desaparecido completamente en 20 pacientes (45,5%). En 13 casos (29,5%), hubo un cambio significativo en el tamaño o la densidad. En 11 casos (25%), no hubo modificaciones. El dolor, según la escala analógica visual descendió de un promedio de 5,5 a 1,4 (p <0,0001). El puntaje de UCLA pasó de un valor inicial promedio de 15,7 a un valor de 29,3 (p<0,0001). El puntaje de Autoevaluación ASES fue de 84,6 comparado con un valor inicial de 48 (p <0,0001). El 77% de los pacientes estuvieron satisfechos con el procedimiento. (Moya, & Patiño, 2012).

Otro estudio realizado por (García, González, & Cordal, 2004), de los efectos de las ondas de choque extracorpóreas en 50 pacientes con tendinitis calcificada de hombro. Los pacientes fueron aleatorizados en 5 grupos, recibieron diferentes dosis y niveles de energía. El grupo control recibió tratamiento simulado. Los resultados iniciales a las 8 semanas del tratamiento demuestran una mejoría significativa en el 82% de los pacientes. La escala de Constant mejoró de 64,16 ± 13 a 84,07 ± 15. Mejoraron en el dolor, actividades de la vida diaria, recorrido articular y fuerza. La efectividad de realizar una o 2 sesiones no fue significativa. En un 60% de los pacientes, se observó una reabsorción completa o parcial del depósito de calcio. El grupo control no demostró cambios significativos.

Alisara Arirachakaran, en un meta-anlisis de Red ECA, en el tratamiento de la tendinitis calcificada mediante la terapia de ondas de choque focales versus el lavado percutáneo guiado por ultrasonido, la inyección de corticosteroides subacromiales y el tratamiento combinado, siguen siendo controvertidos, ya que todos los tratamientos mostraron una mejoría significativa en el manejo del dolor, como en la disminución de la calificación de la tendinopatía de hombro, sin embargo, las ondas de choques podrían ser de elección ya que al ser un método no invasivo disminuye las posibilidades de complicaciones asociadas a una intervención de bajo riesgo. (Arirachakaran, et. al. 2017).

Las ondas de choques focales han demostrado ser un tratamiento efectivo en el tratamiento de la tendinitis calcificada de hombro, (Del Castillo, 2016), en su estudio de ondas de choques focales vs lavado percutáneo ecoguiado, demostró que el dolor y la cantidad de calcificación se redujeron significativamente a los 3, 6 y 12 meses, ambas técnicas son válidas para el tratamiento de la patologías cálcicas del maguito rotador, sin embargo las ondas de choques focales al ser un tratamiento no invasivo sumado a la falta de complicaciones deben, por lo tanto, ser el tratamiento de elección en los centros que estén adecuadamente equipados. (Del Castillo, et. al 2016).

Sin lugar a dudas, su uso permite evitar, en un alto porcentaje de casos, los gastos mayores de la cirugía y sus potenciales complicaciones. En el peor de los escenarios, la falta de respuesta al tratamiento con onda de choque deja puerta abierta al tratamiento quirúrgico. Lorbach en un estudio con 24 pacientes que se sometieron a terapia de ondas de choque preoperatoria con resultados fallidos, demostró que, en estas situaciones, el procedimiento quirúrgico no se ve alterado tanto en su técnica como en sus resultados. (Lorbach, Kusma, Pape, Kohn, & Dienst, 2008).

Investiigaciones desarrolladas en el Ecuador en los últimos allos sobre el tema, como es el caso del estudio realizado por (Camacho, & Gallegos, 2013), quee investigaron 200 casos de tendinopatías tratadas con ESWT en 171 pacientes (algunos recibieron ESWT por más de un diagnóstico de tendinopatía). El promedio de edad de los pacientes fue de 47.83 años (DE $\pm$ 16.18), con un ligero predominio del sexo masculino (56 % del total). Sobre la ocupación laboral, el grupo más numeroso con el 38 % del total mencionó realizar algún tipo de trabajo de oficina. Tanto la disminución del dolor, como la ausencia de limitación funcional posterior al tratamiento, fueron estadísticamente significativas ($p < 0.005$), con un intervalo de confianza del 95%.

Analizaron en el estudio la relación entre resultados beneficiosos del tratamiento acorde al número de sesiones de ESWT realizadas, evidenciándose una asociación estadísticamente significativa ($p<0.005$) a favor de realizarse tres o más sesiones, se determinó que los pacientes que se realizaron menos de 3 sesiones de ESWT tuvieron 5.66 veces más probabilidad de persistir con limitación funcional. El 81,5% de los pacientes (n=163), les refirieron finalmente sentirse satisfechos o muy satisfechos con el resultado final del tratamiento con ESWT. El 97% de los casos (n=194) afirmó considerar que el tratamiento con ESWT es un procedimiento seguro; así mismo, el 95.5% de los pacientes (n=191) refirieron no haber presentado ningún efecto adverso. (Camacho & Gallegos 2013).

Otra investigación de importancia, fue la desarrollada por Solís, (2015), sobre las "ondas de choque versus magnetoterapia en el tratamiento de tendinitis de manguito rotador en pacientes adultos que acuden al departamento de medicina física y rehabilitación IESS Ambato". Investigación que escogió el hospital del IESS debido a la alta concurrencia de pacientes con esta patología, además por la apertura brindada para la utilización de ambos equipos. Se incluyeron en el estudio a 54 pacientes, los mismos que fueron divididos en dos grupos procurando que sean lo más homogéneos y comparables posibles, para la aplicación de las técnicas de tratamiento. A los pacientes seleccionados les realizaron una historia clínica minuciosa, que incluyó la anamnesis para conseguir información sobre su ocupación, el examen físico y la evaluación con el Test de Constant para hombro, al inicio y al final del estudio.

También, se ejecutó en el proceso un análisis estadístico comparativo de los datos obtenidos de los dos grupos, en el cual, se registró que las ondas de choque disminuyeron el dolor en 40 %, la fuerza mejoro en un 40 %, las AVD mejoraron en 20 % y el balance articular en 15 %. (8 sesiones, dos veces por semana) en comparación con magnetoterapia (10 sesiones, 5 sesiones por semana). Por lo tanto, comprobaron la superioridad de eficacia de la terapia de ondas de choque sobre la magnetoterapia. (Solís, 2015).

También, otro estudio realizado, el de los autores Valencia, & Mera, 2016), acerca de los efectos de las ondas de choque extracorpóreas en pacientes con diagnóstico de tendinopatía, que acuden al servicio de rehabilitación del hospital básico 11 BCB "Galápagos" en el período octubre 2015 - marzo 2016. Se realizó teniendo en cuenta unos 30 pacientes que conformaron la población, consta de una serie de consultas en conjunto con la ayuda de los pacientes quienes brindaron su colaboración y voluntad para la aplicación de los Ondas de Choque Extracorpóreas. El objetivo que plantearon en dicho estudio, que planteó determinar los efectos de las ondas de choque extracorpóreas en pacientes con tendinopatías, reduciendo el dolor y logrando una recuperación funcional. Para ello, se aplicó una metodología correspondiente a un estudio de tipo exploratorio porque mediante el cual, realizaron un análisis minucioso para buscar la manera de mejorar el arco de amplitud articular, y de tipo descriptivo ya que se investigó a la población afectada y lograr un conocimiento riguroso sobre los diferentes efectos que produce las ondas de choque extracorpóreas, como tratamiento o técnica especifica que se aplicó.

Además, este estudio se realizó mediante un diseño de campo con el empleo de las ondas de choque y de diseño cualitativo. Determinaron en el inicio del estudio el mayor porcentaje de pacientes tuvo un grado 9 con un 33% en la escala del dolor y a la vez realizado el test de Daniels, la mayor parte corresponde al 54 % con un grado 2, comprobando al final del tratamiento fisioterápico un grado 2 de dolor con un valor de 30 %, y un grado 5 con un valor de 60 %. Posterior a la aplicación del tratamiento fisioterapéutico se disminuyó el dolor, se mejoró el grado de movimiento y normalizó sus actividades de la vida diaria que en su momento le afectaban, y demostrando consecuencia la efectividad de la aplicación de las ondas de choque extracorpóreas. (Valencia, & Mera, 2016).

Se consultó y expresa un estudio de la autoría de Chico, E. (2015), acerca de una investigación en lo prospectivo comparando los resultados obtenidos con tres tratamientos de electroterapia en las tendinopatías calcificadas del supraespinoso como se titula. Plantea que muchos pacientes no consultan por esta afección hasta que el dolor les llega a ser persistente, de modo que les interfiere con sus actividades en sus vidas diarias, e incluso con el sueño, viéndose afectada de forma importante su calidad de vida. De acuerdo a sus consideraciones, la significativa alta demanda por parte de estos pacientes en las consultas médicas, según el autor no existe un tratamiento estándar o unas pautas concretas de actuación. El desconocimiento de su patogenia parece ser la causa de la aparición de multitud de terapias encaminadas a su resolución, tratamientos orales, infiltraciones con anestésicos o corticoides, terapia física, aspiración de la calcificación guiada por ecografía, cirugía mediante artroscopia o abierta, sin que exista un consenso sobre la forma de proceder.

El diagnóstico, se llevó a cabo mediante una buena anamnesis, exploración física y pruebas complementarias. La radiología simple, confirma el diagnóstico, permitió clasificar la calcificación y por lo tanto, se orientó hacia el pronóstico. La resonancia magnética nuclear y la sonografía son estudios no invasivos que han cobrado una gran importancia como coadyuvantes en el diagnóstico, que ofrece las lesiones de las partes blandas del hombro, con el objetivo de descartar otras patologías concomitantes que ensombrecen el pronóstico de la tendinopatía calcificante simple (roturas parciales o completas del manguito rotador, pinzamiento subacromial).

El carácter autorresolutivo de esta patología lleva a muchos profesionales a adoptar una actitud expectante, que sume al paciente en una fase de dolor crónico que puede prolongarse durante años. Del mismo modo otros facultativos, llevan a cabo procedimientos invasivos cuyos resultados no parecen ser superiores a otros más conservadores. Sin embargo, lo que sí es muy superior es el coste de estos métodos. El término medio, entre la espera y el método invasivo parece encontrarse en los diferentes tratamientos conservadores basados en la electroterapia, utilizados en los Servicios de Medicina Física y Rehabilitación. Hasta hace algunas décadas, la única forma de tratamiento electroterápico empleado en estas tendinopatías del supraespinoso, era la iontoforesis con ácido acético aplicada sobre la zona de calcificación. Y plantea que la electroterapia ha experimentado un importante avance con la introducción de nuevas terapias como las ondas de choque extracorpóreas, ya sean focales o radiales, que parecen haber revolucionado el mundo de las patologías calcificadas.

En realidad, la técnica ya era empleada en urología, conocida como litotripsia, y se utilizaba para la ruptura de cálculos renales cuya composición era similar a la de los depósitos cálcicos encontrados en los tendones del hombro y en otras localizaciones. Tal ha sido el emerger de las ondas de choque extracorpóreas, que incluso no es extraño encontrar en cada hospital un aparato utilizado exclusivamente en patología músculo-esquelética.

Plantea que todas estas técnicas de electroterapia, tienen como objetivo común atenuar el dolor del paciente y mejorar la funcionalidad del hombro, al iniciar el proceso de resorción de la calcificación. Sin embargo, se carece de estudios que den a conocer los resultados obtenidos con los diferentes tipos de electroterapia existentes. (Chico, 2015).

Estos solo son algunas muestras de estudios realizados en los últimos años al respecto, en las que se revelan significativamente elementos sobre el empleo de las ondas de choque, en dolencias como la tendinitis de hombro.

Los autores Surace, Deitch, Johnston, Buchbinder, (2020) efectuaron el estudio titulado "Terapia con ondas de choque para la enfermedad del manguito rotador con o sin calcificación". En este sentido, se incluyeron 32 ensayos (2281 participantes), publicados hasta noviembre de 2019. Doce ensayos compararon la terapia con ondas de choque con placebo. Once ensayos compararon la terapia con ondas de choque de alta y baja dosis, aunque las dosis variaron entre los ensayos. Los ensayos individuales compararon la terapia con ondas de choque con otros tratamientos, que incluyeron la infiltración con glucocorticoides guiada por ecografía, la estimulación nerviosa eléctrica transcutánea (ENET), el ejercicio o ningún tratamiento; o diferentes regímenes de terapias con ondas de choque.

De forma general, el 61% de los participantes fueron mujeres, la media de la edad fue 52 años y la duración media de la afección fue 33 meses. Dos ensayos fueron patrocinados por fabricantes de máquinas de ondas de choque.

Los principales resultados de la comparación primaria, terapia con ondas de choque versus placebo se presentan en que, primeramente se expresaron desde el alivio del dolor informado por el paciente del 50% o más (un ensayo): cuatro pacientes más de cada 100 informaron de un alivio del dolor del 50% o más (que varió entre 19 menos y 26 más); 42 de cada 100 pacientes informaron de un alivio del dolor del 50% o más con la terapia con ondas de choque, en comparación con 38 de cada 100 con placebo.

Desde el dolor (las puntuaciones más altas significan más dolor) (nueve ensayos), que presentaron Mejoría del dolor del 8% (que varió del 2% mejor al 14% mejor) o 0,78 puntos mejor (que varió de 0,17 mejor a 1,4 mejor) en una escala de 0 a 10 puntos. Los pacientes que se sometieron a la terapia con ondas de choque calificaron su dolor de 2,2 puntos y los pacientes que recibieron placebo calificaron su dolor de 3 puntos.

Desde la funcionalidad, (capacidad de utilizar el hombro; las puntuaciones más altas significan mejor funcionalidad) (nueve ensayos). La mejoría del 8% (entre el 1,6% y el 14%) u 8 puntos mejor (entre el 1,6 y el 14) en una escala de 0 a 100 puntos. Los pacientes sometidos a la terapia con ondas de choque calificaron su funcionalidad de 74 puntos y los que recibieron placebo calificaron su funcionalidad de 66 puntos.

El exito informado por los participantes (seis ensayos), en el que se registró un 15% (que varió entre el 3% menos y el 49% más) más pacientes informaron de que su tratamiento había tenido éxito. 41 de 100 pacientes informaron del éxito del tratamiento con la terapia con ondas de choque y 26 de 100 pacientes informaron del éxito del tratamiento con placebo.

En cuanto a los retiros debido a efectos secundarios (siete ensayos), el 3% menos (que varió entre el 6% menos y el 3% más) pacientes se retiraron del tratamiento debido a los efectos secundarios. Y ocho de 100 pacientes se retiraron del tratamiento con terapia con ondas de choque y diez de 100 pacientes se retiraron del grupo placebo.

En cuanto a los efectos secundarios (cinco ensayos) se planteó que el 19% de los pacientes informaron efectos secundarios (que varió entre el 7% más hasta el 40% más). Mientras, 26 de 100 pacientes tuvieron un efecto secundario con la terapia con ondas de choque y siete de 100 pacientes tuvieron un efecto secundario con placebo.

En los pacientes con enfermedad del manguito rotador, evidencia de certeza moderada (disminuida debido al sesgo) mostraron que la terapia con ondas de choque probablemente no mejora el dolor ni la funcionalidad en comparación con placebo y evidencia de certeza baja (disminuida debido al sesgo y a la falta de precisión) exponen que puede no haber mejoría en los pacientes con una reducción del dolor del 50% o más y un éxito informado por los participantes. No huvo certeza con respecto a si los retiros o los efectos secundarios difieren entre los grupos debido al pequeño número de eventos. No pareció importar si los participantes presentaban depósitos de calcio o no. No hay seguridad con respecto a si las dosis más altas de terapia con ondas de choque tienen efectos beneficiosos con más efectos secundarios en comparación con las dosis más bajas, ya que solo se dispuso de evidencia de certeza baja o muy baja, y no se puede recomendar una dosis de tratamiento en particular.

Los efectos secundarios incluyeron dolor, hematomas y hemorragias relacionadas con el tratamiento, aunque por lo general fueron leves y de corta duración. No se informaron efectos secundarios poco frecuentes ni graves, como la pérdida de la irrigación sanguínea y la muerte de los huesos, aunque es posible.

También el autor Arrebola, (2005), desarrolló un estudio titulado "Tratamiento de tendinitis y bursitis calcificadas subacromiodeltoideas con ondas de choque", en el cual, evaluaron la eficacia del tratamiento con ondas de choque en pacientes con tendinitis y bursitis calcificadas subacromiodeltoideas refractarias al tratamiento médico rehabilitador convencional.

Dichos autores en la investigación tuvieron en cuenta desde 1999 hasta 2003 con un estudio descriptivo longitudinal del tratamiento con ondas de choque de 48 pacientes; en 30 el hombro afectado era el derecho y en 18, el izquierdo. Corresponden a 17 varones y 31 mujeres con una edad media de 53,1 ± 12,53 años. El tiempo transcurrido desde el comienzo del cuadro hasta el tratamiento con ondas de choque fue de 37,85 ± 28,53 meses.

Se emplearon ondas acústicas de 0,04 mJ/mm2 de energía a 3-4 impulsos/s, comenzando con 1.500 impulsos, que se fueron incrementando, según la tolerancia del paciente en cada sesión, hasta 2.000 impulsos. El número de sesiones fue de 4,77 ± 1,31. Se evaluó el dolor con la Escala Analógica Visual (EAV), la recuperación funcional con la realización de un balance articular, y la variación del tamaño de las calcificaciones mediante medición ecográfica. Se profundizó en elementos estadísticos descriptivo y los resultados se aceptaron para p < 0,05.

Mejoraron su dolor previo el 91,48 % de los pacientes de nuestra muestra a medio plazo y el 93,75 % a largo plazo, la función en el 93,3 % de los pacientes con alteraciones de la movilidad previa, la imagen ecográfica en el 91,17 % de pacientes, con cambios en el tamaño de las calcificaciones. Escalonadamente la mejoría del dolor destaca: remisión completa en el 8,5 % a medio plazo y en el 18,78% a largo plazo; grandes mejorías en el 40,4 % a medio plazo y en el 59,38 % a largo plazo; apreciables mejorías tuvimos en el 19,1 % a medio plazo y un 9,37 % a largo plazo; discretas mejorías en el 23,5 % a medio plazo y en el 6,25 % a largo plazo; sin mejoría en el 8,5 % a medio y en el 6,25 % a largo plazo. La función evolucionó de la siguiente manera: el 45,5 % recuperó la movilidad completa a largo plazo; el 18,2 % obtuvo una recuperación parcial de la movilidad a largo plazo sin prácticamente interferir en sus actividades de la vida diaria; el 4,5 % no obtuvo mejoría a largo plazo. El 31,8 % de las personas sin limitación de la movilidad antes del tratamiento, continuó sin ella. En lo referente a la evolución ecográfica de las calcificaciones se objetivaron cambios en el tamaño de las mismas en 31 pacientes (91,17 %) y desaparecieron en 10 (29,41 %).

Consideraron el tratamiento con ondas de choque extracorpóreas antes del tratamiento quirúrgico, en los pacientes con tendinitis y bursitis calcificadas subacromiodeltoideas refractarias al tratamiento médico rehabilitador convencional.

Se consultó y atendió el estudio realizado por Martínez, (2005), titulado "Efectividad de las ondas de choque extracorpóreas basada en la evidencia".

En los mismos, se tuvieron en cuenta revisiones de diversas investigaciones realizadas sobre el tema, en los cuales ellos consideran que los procesos inflamatorios y calcificantes de las partes blandas podían ser tratados con fármacos y medicina física, ante cuyo fracaso la cirugía era la última posibilidad terapéutica existente. Plantean que en los últimos años, la aplicación de las ondas de choque extracorpóreas (OCE), de modo semejante a la utilizada en urología para el tratamiento de la litiasis renal, está siendo empleada en estos procesos. Identificaron la evidencia de efectividad de esta técnica de tratamiento, verificar su capacidad para disminuir el dolor y definir las reglas de aplicación.

Se incluyeron 957 artículos de tratamiento de dolor musculosquelético y con tratamiento mediante OCE: fascitis plantar, 17 (efectividad, 12; no, 4; dudosa, 1); epicondilitis humeral, 10 (efectividad, 7; no, 1; dudosa, 2); epitrocleitis humeral, 2 (efectividad, 1; dudosa, 1); tendinitis calcificada del hombro, 9 (efectividad 9); tendinitis del hombro no calcificada, 4 (efectividad, 1; dudosa, 3); miogelosis de maseteros, 1 (efectividad); retraso de consolidación o no unión de fracturas, 2 (efectividad, 2).

Dado que los médicos reciben resultados contradictorios, es complicado obtener evidencia. Actualmente hay pruebas de efectividad en el tratamiento con OCE en: tendinitis calcificada de hombro, epicondilitis humeral, epitrocleitis humeral, fascitis plantar, miogelosis de masetero y retraso en la consolidación de fracturas o no unión.

Otras investigaciones realizadas por diversos autores. Recopilación de 10 estudios del período 2019 -2020.

Estudio 1.

Los autores Rodríguez, Rodríguez, Pretel, Manzanal, De Lacey, & Ocampos, (2020), en el trabajo titulado "Resultados a medio plazo del tratamiento con ondas de choque piezoeléctricas en epicondilitis lateral", expresan el uso de las ondas de choque es una opción por considerar en el tratamiento de la epicondilitis. Como objetivo fundamental, se plantearon valorar efectividad a medio plazo del tratamiento de la epicondilitis lateral con ondas de choque piezoeléctricas con apoyo ecográfico.

La investigación se efectuó a partir de un estudio cuasiexperimental de junio 2015 a marzo 2017 en el Servicio Medicina Física y Rehabilitación del Hospital Universitario Clínico San Carlos. Madrid, España. Con una muestra de 25 pacientes con epicondilitis lateral tratados en 3 sesiones de tratamiento con ondas de choque (PiezoWave F10 G4) con apoyo ecográfico, una sesión semanal y revisión a los 3 meses. Intensidad promedio 0,32 mJ/mm², mediana de frecuencia 8 Hz y mediana de profundidad foco 5 mm. Se aplicaron 2000 pulsos/sesión. Variables estudiadas: dolor mediante Escala Visual Analógica (EVA) y grado de satisfacción (Escala de Roles y Maudsley).

Como principales resultados destacan que la edad media (desviación estándar) de los pacientes 51,72

(8,65) años y el 72% eran mujeres. El 86,4% de los pacientes obtuvieron una mejoría de EVA moderada o grande a los 3 meses. Existe una mejoría estadísticamente significativa de EVA entre las diferentes sesiones de tratamiento, resultado que se mantiene a los tres meses (p<0,05). El grado de satisfacción de los pacientes, según la Escala de Roles y Maudsley, fue excelente o bueno en el 68,2% de los pacientes. El tratamiento con ondas de choque ecoguiadas fue efectivo y seguro en la epicondilitis, con buenos resultados en cuanto a mejoría del dolor y al grado de satisfacción de los pacientes.

Estudio 2.

Los autores Hevia, García, San Román, López, Cortés, Marckert,... & Piédrola, (2019), efectuaron un estudio titulado "Diseño y validación de un cuestionario de salud en pacientes con urolitiasis tratados mediante litotricia extracorpórea por ondas de choque (LEOC)" que buscó estudiar la esfera psicosocial de los pacientes que se someten a algún tratamiento y permitió tener más información sobre la repercusión del mismo, lo que permitió en la ayuda a la elección de un tratamiento adecuado y personalizado. Debido a la ausencia de instrumentos específicos, se diseñó y validó un cuestionario de salud en pacientes tratados con LEOC.

Se realizó en 6 fases utilizando una muestra de 50 pacientes tratados con LEOC en 2015 en nuestro centro, a los que entrevistamos por vía telefónica. En la fase 1 se propusieron ítems a partir de revisión bibliográfica. En la fase 2 se eliminaron los que puntuaban por debajo de 7 según la valoración de 0-10 sobre los ítems efectuada por especialistas en la materia. En la fase 3 se asignaron valores de 1 a 5 a cada ítem y se eliminaron aquellos cuya correlación corregida fuera mayor de 0,2 y cuya potencia discriminante con U-Mann Whitney no fuera significativa (p>0,05). En la fase 4 se comprobó la fiabilidad del cuestionario con dos índices (alfa de Cronbach y dos mitades de Guttman). En la fase 5 se realizó el análisis factorial con rotación Varimax para el cálculo de la validez de constructo. Finalmente, en la fase 6 se tipificaron de las puntuaciones para establecer valores de referencia.

Los principales resultados según dichos autores, plantearon que 50 pacientes (32 hombres, 18 mujeres), con una mediana edad 59 años (27-79), en fase 1: 35 ítems propuestos, en fase 2: 9 ítems eliminados. Y en la distribución de cuestionario con 26 ítems, en fase 3: 18 ítems eliminados. Finalmente, el cuestionario quedó constituido por 8 ítems. La fase 4: valores de fiabilidad del cuestionario (alfa de Cronbach 0,44 e índice por técnica de dos mitades de Guttman 0,323). Fase 5: análisis factorial hallando 4 factores con 2 ítems cada uno (antecedentes, repercusión del cuadro agudo, post-tratamiento, calidad de vida) capaces de explicar el 71,19% de la varianza. Fase 6: mediana puntuación 50:17(mínimo-máximo 9-25), P25:14 y P75:20.

El estudio proporcionó un nuevo instrumento de evaluación de salud tras tratamiento con LEOC con valores de fiabilidad y validez adecuados. Serán necesarios futuros estudios para contrastar su verdadera utilidad clínica.

Estudio 3.

Los autores Astudillo, & Bascour-Sandoval, (2019), desarrollaron su estudio titulado "Aplicación de ondas de choque extracorpóreas en tenosinovitis estenosante: a propósito de un caso".

La tenosinovitis estenosante (TE) es un trastorno inflamatorio que afecta a vainas y tendones flexores de los dedos. Los tratamientos no quirúrgicos presentan una efectividad limitada. Se ha evidenciado que las ondas de choque (OC) extracorpóreas reducen la presencia de fenómenos inflamatorios crónicos. Dado sus efectos, se postula como una alternativa al tratamiento de la TE. El objetivo estuvo centrado en presentar el caso de una paciente con TE la cual fue tratada mediante OC.

Mujer de 77 años, jubilada, con diagnóstico de TE del tercer dedo de la mano derecha, presenta dolor palmar y chasquido asociado a bloqueo del dedo al realizar actividades que involucren flexoextensión. Se evaluó la intensidad del dolor, umbral de dolor a la presión, capacidad funcional, rango de movimiento, fuerza prensil y de pinza.

Se realizaron 6 sesiones de tratamiento con una frecuencia de una sesión/semana utilizando una programación de 2.000 pulsos, 6 Hz y 2,2 bar, sin realizar ninguna otra intervención.

Se evidenció una reducción en la intensidad del dolor, aumento en el umbral del dolor a la presión, rango de movimiento, capacidad funcional, fuerza prensil y de pinza, así como cambios en el aspecto ecográfico de la polea y tendón afectados. La aplicación de OC presentó resultados positivos en el tratamiento de la paciente. En consecuencia, podría ser una opción para el manejo de sujetos con TE

Estudio 4.

El autor Sánchez García, (2019), desarrolló el estudio titulado "Comparación de las ondas de choque radiales frente a las ondas de choque focales en el tratamiento de la fascitis plantar". La fascitis plantar es la inflamación de la aponeurosis plantar y de las estructuras perifasciales. A veces, se acompaña de un espolón en la parte posteroinferior del calcáneo, junto con fibrosis y una inflamación crónica.

Estudios recientes han observado que no en todos los casos aparece inflamación, y que puede tratarse de un síndrome degenerativo. Es una de las patologías más frecuentes en cuanto a dolor en la planta de los pies que por su localización y sintomatología ocasiona inconvenientes en el paciente para la realización de tareas de la vida diaria, reduciendo y deteriorando las capacidades físicas y también psíquicas. Se ha observado que para el tratamiento de la fascitis no existe una sola técnica que mejore de manera considerable esta patología, pero podemos afirmar que las ondas de choque proporcionan una mejora funcional y un alivio del dolor en pacientes con esta patología, pero no se sabe cuál de los dos tipos es más eficaz, por lo que proponemos un estudio en el que se comparen ondas de choque radiales y focales.

Como principal objetivo que se plateó se define comparar la eficacia de las ondas de choque focales frente a las ondas de choque radiales en el tratamiento de la fascitis plantar. El estudio fue experimental, analítico, longitudinal, prospectivo, de eficiencia, unicéntrico y en cuanto al enmascaramiento habrá una evaluación ciega por terceros, es decir, cegaremos al estadístico.

Estudio 5.

Los autores Fuentes, Fernández, & Quevedo-Aguado, (2019), desarrollaron un estudio titulado "Tratamiento con ondas de choque en un caso de rotura muscular del delgado plantar complicada".

Las lesiones musculares son frecuentes en el ámbito laboral. Se producen por el mecanismo de traumatismos directos o indirectos bruscos, que ocasiona una rotura de sus fibras, provocando hematomas. Actualmente no existe un modelo único protocolizado de tratamiento.

Ellos presentaron, el caso de un paciente diagnosticado de rotura muscular completa del delgado plantar por mecanismo traumático indirecto (elongación muscular brusca), con hematoma asociado de gran volumen. Se realizó estudio clínico mediante ecografía, resonancia magnética (RM), escala visual analógica (EVA) para valoración del dolor al inicio y al finalizar el tratamiento (3 semanas), así como la duración de su incapacidad laboral. Recibió terapia con ondas de choque electromagnéticas focales (OCEF) según protocolo.

Al finalizar el tratamiento, se objetivó una desaparición del hematoma y no hubo complicaciones. Las OCEF pudieran ser una alternativa terapéutica complementaria al tratamiento convencional en esta afección, no obstante, sería necesario proseguir la investigación incluyendo un mayor número de pacientes, y a través de estudios aleatorizados con grupo control.

Estudio 6.

Los autores Vaamonde-Lorenzo, Cuenca-González, Monleón-Llorente, Chiesa-Estomba, Labrada-Rodríguez, Castro-Portal,... & Ocampos, (2019), que desarrollaron la investigación titulada "Aplicación de ondas de choque focales piezoeléctricas en el tratamiento de la fascitis plantar".

La Fascitis plantar (FP) es una causa frecuente de talalgia y discapacidad. Se való por parte de estos autores, la efectividad del Tratamiento con Ondas de Choque (TOC) Focales Piezoeléctricas con apoyo ecográfico y mantenimiento del efecto a 3 y 6 meses.

SE trató de un estudio retrospectivo cuasi-experimental junio 2015 a Junio 2017, con 90 pacientes, 36,6% hombres y 63,3% mujeres, edad media 52 años, diagnosticados de FP. Se realizaron 3 sesiones (una semanal durante 3 semanas) de tratamiento con Ondas de Choque (Generador PiezoWave F10 G4), con apoyo ecográfico, con revisión semanal, a los 3 y 6 meses. Como variables principales se plantearon: dolor, cuantificado mediante Escala Visual Analógica (EVA) antes y después de cada sesión, a los 3 y 6 mesesy Escala de Roles y Maudsley al final del tratamiento y a los 3 y 6 meses. Se aplicaron 2000 pulsos por sesión, energía media 0,45 mJ/mm2, mediana de frecuencia 8 MHz y mediana de profundidad del foco 15 mm.

Se obtuvo mejoría estadísticamente significativa mediante EVA entre las 3 sesiones de tratamiento y al cabo de 3 y 6 meses post-tratamiento, obteniendo una mejoría estadísticamente significativa en todos los valores (p <0.05). Según la escala Roles y Maudsley, el 69,7% de los pacientes consideran el resultado bueno o excelente a los 3 meses y un 68,9% a los 6 meses; resultado estadísticamente significativo.

El TOC piezoeléctricas focales con apoyo ecográfico puede constituir una buena opción terapéutica en FP. Reduce el dolor desde la primera sesión, y consigue una percepción subjetiva de la mejoría mantenida a los 6 meses post-tratamiento.

Estudio 7.

Los autores Martínez Lara, Bravo Acosta, Martín Cordero, & Coronados Valladares, (2019), desarrollaron el estudio titulado "Efectividad de las ondas de choque o iontoforesis en la tendinitis calcificada del supraespinoso".

Evaluar los resultados de la aplicación del tratamiento con ondas de choque o iontoforesis en pacientes con diagnóstico de tendinitis calcificada del supraespinoso. La investigación que se realizó constituye un estudio experimental en 82 pacientes de ambos sexos con diagnóstico de tendinitis calcificada del supraespinoso atendidos en el Servicio de Rehabilitación del Centro de Investigaciones Médico Quirúrgicas de enero del 2016 a enero 2018. Fueron divididos en dos grupos, uno experimental tratado con ondas de choque y otro control (iontoforesis con ácido acético al 2 %). Todos fueron evaluados antes y después del tratamiento mediante la escala de Constant, radiografía, escala visual analógica (EVA) y ecografía. Se realizaron contrastes de hipótesis. Antes del tratamiento, los pacientes de ambos grupos comenzaron con dolor intenso (7,9 ± 1,8 puntos grupo control y 8,2 ± 1,2 experimental), mal estado funcional (42,9 ± 32,1 puntos grupo control y 31,9 ± 22,4 experimental), presencia de calcificaciones medianas, (8,9 ± 7,2 mm grupo control y 6,5 ± 4,2 mm experimental). Al final del tratamiento, los pacientes de los dos grupos tuvieron resultados similares con una discreta superioridad para el grupo que recibió tratamiento con iontoforesis (80,5 %). Ambos tratamientos resultaron igualmente eficaces para el alivio sintomático y lograr disminuir la calcificación en la tendinitis calcificada del supraespinoso.

Estudio 8.

También los Elizabeth, & Crespo, (2019), desarrollaron un estudio sobre el uso de ondas de choques en la región plantar, el mismo se tituló "Efecto de las ondas de choque en la fascitis plantar".

El estudio se desarrolló en función del efecto de las ondas de choque en la fascitis plantar como tratamiento analgésico en dolor agudo, subagudo y crónico en una población entre los 18 a 75 años de edad del Hospital Básico Militar N°11 B.C.B. Galápagos, ubicado en la ciudad de Riobamba, provincia de Chimborazo. La investigación aplicó el diseño de campo, la cual se encargó en la recolección de datos directamente de la realidad donde ocurren los hechos, conjuntamente con la técnica de observación, favoreciendo el registro inicial, intermedio, final y análisis de los datos tomados, empleado con los instrumentos correspondientes como la entrevista, la historia clínica y la escala de valoración analógica del dolor (E.V.A.), para la causa y la exégesis de la información se usó el software estadístico SPSS.

Los resultados obtenidos, evidenciaron que existe mayor incidencia de fascitis plantar en el sexo masculino con un (83,3%) de la población a estudio en pacientes con fascitis plantar del Hospital Básico Militar N°11 B.C.B Galápagos. El tiempo de aplicación del tratamiento de las ondas de choque extracorpóreas (TOCE), fue alrededor de seis semanas (2 sesiones por semana), alcanzando a disminuir el dolor elocuentemente, pasa de un dolor moderado-intenso a moderado en un 47%, de moderado a leve un 50% y ausencia de dolor en un 3%;se apreció que el efecto de las ondas de choque como tratamiento analgésico dio resultados favorables para la fascitis plantar, mejorando la calidad de vida para realizar las actividades de la vida diaria (AVD) normales.

Estudio 9.

Los autores Magaly, G., & Pilco, G. (2019), efectuaron un estudio titulado "Fisioterapia con ondas de choque en pacientes adultos con epicondilitis".

Las ondas de choque extracorpóreas (OCE) representan un tratamiento oportuno en las patologías musculoesqueléticas debido a su mecanismo físico de mecanotransducción proporcionando analgesia que es su base fisiológica y fundamental, este efecto se acompaña de vasodilatación que se produce sobre la zona de activación lo cual permite la angiogénesis, influencia sobre factores de crecimiento y el reclutamiento de células madre, de esta manera tiende a la regeneración tisular de lesiones tendinosas y musculares.

Dichos autores incluyeron el protocolo de tratamiento fisioterapéutico de la epicondilitis el uso de las ondas de choque extracorpóreas, para determinar el nivel de funcionalidad recuperada en los pacientes que acuden al Hospital Básico 11 BCB Galápagos. El trabajo de campo incluyó 35 pacientes con diagnóstico de epicondilitis a quienes se aplicó historia clínica fisioterapéutica con evaluaciones de inicio y fin del tratamiento, en las que se incluye escala numérica del dolor, test goniométrico, test de Daniels y las pruebas diagnósticas, de acuerdo a los datos obtenidos por la escala numérica del dolor se evidencia una mayor incidencia en el grado de dolor fuerte. En la data estadística realizada en relación al grado de dolor, rangos de movimiento y fuerza muscular se verifica que, al terminar el tratamiento, disminuyó el dolor y aumentó tanto la fuerza muscular, así como los arcos de movimiento, comprobando que la aplicación de las OCE en el tratamiento fisioterapéutico convencional da resultados positivos en la recuperación del paciente con epicondilitis.

Estudio 10.

Los autores Ferrer, Perdomo, Romero, Zamora, & Diaz, (2020), en el desarrollo de su estudio titulado "Terapia con ondas de choque en afecciones del sistema osteomioarticular en adulto mayor", evaluaron la eficacia de la terapia con ondas de choque en afecciones del sistema osteomioarticular en adultos mayores ingresados en el hospital de Rehabilitación "Julio Díaz" desde enero de 2015 hasta enero de 2019.

Realizaron un estudio experimental, prospectivo, longitudinal en 800 pacientes adultos mayores con afecciones del sistema osteomioarticular que acudieron a consulta externa de fisiatría. Se dividieron en grupo I (200 tratados con iontoforesis), grupo 2 (200 que recibieron ultrasonido terapéutico) y el grupo III (400 tratados con ondas de choque). Los tres grupos fueron evaluados mediante la escala visual analógica del dolor, índice de Katz, goniometría, radiografía y ultrasonido de partes blandas antes del tratamiento, al concluir este y tres meses después de haber terminado. Se aplicó la escala de satisfacción. El procesamiento estadístico se hizo con el programa SPSS v 15.0. Se realizó mediante frecuencias, porcentajes, prueba Chi cuadrado y test de Fisher.

Se obtuvo mejoría del dolor en el grupo I (52,1 %), el grupo II (71,3 %) y el grupo III (86,5 %). La eficacia del tratamiento fue de 75 % en el I, de 81 % (II) y de 90 % (III). El grado de satisfacción con el tratamiento fue de 89,4 % en el I, del 90,4 % (II) y de 95,6 % (III). La terapia con ondas de choque tuvo mayor eficacia que el tratamiento convencional en afecciones del sistema osteomioarticular del adulto mayor.

CAPITULO V

TRATAMIENTOS DE LA TENDINITIS CALCIFICANTE

El tratamiento va a depender del grado de dolor. En los casos del descubrimiento de la calcificación por otro motivo, o en los momentos "entre crisis" no hay que seguir ningún tipo de tratamiento. Lo habitual es que cuando acudís a consulta se durante un episodio de dolor. Según la fase (creación/absorción) y el tiempo de evolución utilizaremos distintos tratamientos, que van desde el control de los síntomas hasta la cirugía.

Tratamiento Inicial de la Tendinitis Calcificante

El tratamiento inicial va dirigido no a trata la calcificación sino el dolor mediante una buena combinación de calmantes durante 7-10 días combinados con hielo 3-4 veces al día. En casos muy intensos podemos optar como primera opción por realizar directamente una infiltración del espacio con anestésico local de larga duración asociado a un corticoide. Esta infiltración se puede repetir cada 2-3 semanas hasta en tres ocasiones. Pero debes saber que si bien puede ser muy beneficiosa para tratar el dolor, está demostrado que la utilización de corticoides aumenta el riesgo de sufrir una rotura tendinosa en el futuro.

Este tratamiento se suele acompañar de fisioterapia para evitar la pérdida de movilidad articular, y utilizar además otras técnicas para el control del dolor como los ultrasonidos.

En algunos casos seleccionados os podemos proponer el tratamiento con Ondas de Choque. Este tratamiento busca disminuir el dolor, no eliminar la calcificación, la cual sólo desaparece en un tercio de los casos con este tratamiento. Su aplicación puede ser bastante desagradable pero en los estudios demuestra una efectividad en el control del dolor de hasta el 60% de los casos.

Tratamiento por Ecografía de la Tendinitis Calcificante: Punción Aspiración de la Calcificación

Esta técnica conocida como Técnica de Barbotage (Burbujeo en castellano) consiste en el lavado de la calcificación con una aguja algo más gruesa que la que utilizamos para las infiltraciones infiltraciones. Bajo un único pinchazo en la piel realizamos múltiples perforaciones de la calcificación mientras aplicamos a la vez anestésico local para lavar la calcificación y aspirar el líquido de aspecto lechoso resultante.

El Barbotage, se realizaba en un principio con control de rayos, pero hoy en día se realiza con anestesia local y control de ecografía, pudiendo realizarse o bien en consulta o bien en un sala preparada, creando en ambos casos un micro-ambiente estéril para evitar infecciones. Es un tratamiento muy efectivo para la disminución del dolor, que desaparece en un altísimo porcentaje en los 3 primeros meses.

Cirugía de la Tendinitis Calcificante del Hombro: Artroscopia de Hombro

Los casos asociados a roturas tendinosas o aquellos que no mejoran en más de 6 meses con un tratamiento adecuado (un pequeño porcentaje) se pueden tratar mediante una Artroscopia de Hombro. En esta intervención introducimos una cámara en la parte posterior del hombro a través de una mínima incisión de 5 mm. Utilizamos otra incisión igual en la cara lateral o anterior para realizar la intervención que consiste en realizar varios gestos a la vez:

1) Bursectomía: En estos casos, al igual que ocurre en el síndrome subacromial suele haber una bursa muy inflamada por lo que lo primero que se realiza es quitar este tejido doloroso y sangrante.

2) Retirada de Calcificación: Se localiza la calcificación y se utilizan distintos dispositivos (sinoviotomo, agujas de presión) para eliminar la calcificación, la cual habitualmente se elimina en su totalidad.

3) Examinación del Manguito: La mayor parte de las veces, una vez vaciado el depósito de calcio, queda un pequeño defecto en el tendón que No requiere reparación. En los pocos casos que la calcificación era de gran tamaño y el defecto resultante atraviesa todo el tendón, se repara la rotura al igual que en la rotura del manguito

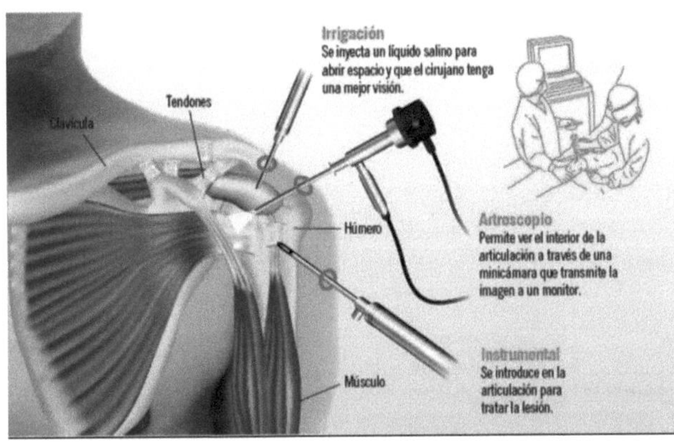

Figura # 9. Cirugía artroscópica: ideal para las lesiones articulares. Fuente: Canal-Sal

Recuperación tras la Artroscopia de Hombro.

El dolor mejora en la mayor parte de los casos en cuestión de días o pocas semanas. En los primeros días os ponemos un cabestrillo durante que deberéis quitar varias veces al día para mover el codo. Seguidamente debéis comenzar a realizar en casa ejercicios de movilidad del hombro durante las primeras 2 semanas.

Una vez concluida esta fase y tras retirar los puntos, comenzáis con un programa de fisioterapia y musculación de manguito que se prolongará entre 1 y 3 meses en función de los casos. La vuelta al trabajo puede ser a partir de los 10 días para trabajo de oficina y a las 4 semanas para los trabajos físicos.

Fases de desarrollo de la atención y tratamiento de la tendinitis calcificante.

FASE AGUDA:

- Tratamiento analgésico: Crioterapia y Electroterapia.

- Decoaptadores y Pendulares.

FASE SUBAGUDA:

- Tratamiento analgésico: Crioterapia y Electroterapia.

- Aumentar el recorrido articular.

- Inicio de Tonificación muscular.

FASE DE FORTALECIMIENTO MUSCULAR:

- Crioterapia.

- Potenciación.

- Perfeccionamiento del gesto.

PRIMERA FASE O FASE AGUDA

- Reposo articular relativo.

- Electroterapia analgésica.

- Crioterapia: Buscando un efecto vasodilatador y antiálgico, podemos aplicar 4-5 minutos de hielo y tras una pausa de 3 minutos para buscar el efecto rebote de la crioterapia, aplicar el

US.

- Pauta farmacológica por el médico.

- Ejercicios decoaptadores activos y pasivos. Ejercicios pendulares.

SEGUNDA FASE O FASE SUBAGUDA

- <u>Tratamiento del dolor</u>: Electroterapia y crioterapia.

1. Pendulares y decoaptadores (esponja o en espalderas).

- <u>Tratamiento articular</u>: La norma de la ausencia de dolor es más estricta en el caso de patología inflamatoria.

- Movilizaciones pasivas de flexión en el plano de la escápula para no provocar el impigment, así facilitamos el trabajo del deltoides y protegemos el manguito de los rotadores. Es conveniente decoaptar mientras se moviliza como efecto analgésico.

- Técnicas de músculo-energía. Contracción contra resistencia manual y aumentar ligeros grados de recorrido articular. Posicionando de nuevo en el espacio.

- Automovilizaciones frecuentes y en un inicio bien supervisadas para evitar posturas antiálgicas o que el paciente se provoque el impigment. Como prevención el paciente supervisará la calidad de movimiento delante de un espejo.

- <u>Tratamiento muscular</u>: En un inicio hay que elastificar los tejidos antes de trabajar la fuerza muscular.

- Estiramientos en un inicio pasivos de los músculos Deltoides, bíceps, tríceps, Trapecio, Pectoral.

- Trabajar el tejido blando con técnicas miofasciales por ejemplo.

- Inicio del trabajo isométrico. Importante recordar que la aducción activa del hombro puede exacerbar la isquemia del tendón del supraespinoso. Por tanto los ejercicios contra resistencia (isométricos o isotónicos) deben realizarse al menos con 15° o 20° de Abd y Flexión. Queda prohibido por tanto potenciar con una pelota en el hueco axilar.

POTENCIACIÓN MUSCULAR

TERCERA FASE O FORTALECIMIENTO MUSCULAR

- El objetivo es la potenciación del deltoides y manguito de los rotadores, hay que priorizar el trabajo del manguito en clara relación a la alteración biomecánica como causa etiológica. El paso de una resistencia a otra superior se realiza cuando el paciente ejecuta el programa sin molestias. La duración de la sesión de trabajo muscular dependerá de la fatigabilidad del paciente.

Tener presente la importancia del trabajo propioceptivo.

PROHIBICIONES:

- Rhb de un hombro rígido.
- Musculación excesiva e inadecuada.
- Trabajo muscular en Add y abd pura.
- Trabajo en posición de conflicto o de inestabilidad.
- Actitud negligente ante el dolor.
- Posturas y estabilización del omóplato: El objetivo es fortalecer los fijadores del omóplato evitando la cifosis.
- Depresores de la cabeza humeral: Paciente en SD con flexión de 30° en el plano de la escápula. Trabajamos los depresores largos (dorsal ancho y pectoral mayor) y/o los depresores cortos (manguito de los rotadores). La evolución de este ejercicio consiste en variar los grados de flexión y rotación. Su finalidad es ampliar el espacio subacromial

- Potenciación con gomas en RI, RE, ABD, ADD, Flexión, Extensión, Tríceps, Bíceps.

- Potenciación de Serrato anterior y romboides en BP.

  PROPIOCEPCIÓN

- SOLICITACIONES: Paciente en SD y fisioterapeuta al lado del brazo afecto, que sujeta a modo de bandeja, mientras la otra mano realiza solicitaciones sobre el brazo (flexión, extensión….). El paciente debe impedir que exista movimiento "mantén la posición, no dejes que te mueva". Ver video.

  - Progresión:

    - Si las solicitaciones se hacen con brazo de palanca largo (codo en extensión) es más complicado.

    - Otra posible complicación es sentar al paciente sobre un plano inestable (plato de bowler) de modo que al mismo tiempo deba mantener el equilibrio.

- PELOTAS: Paciente en SD en una camilla con la palma de la mano apoyada sobre una pelota situada encima de la camilla, codo en extensión.

  - El paciente desplaza la pelota, de este modo está realizando un movimiento escapulohumeral de forma desfocalizada.

  - El paciente debe mantener la posición mientras el fisioterapeuta realiza solicitaciones, primero sobre la pelota, y luego sobre el paciente.

  - Recepción y lanzamiento de balones, en un principio de goma y posteriormente medicinales.

- MONOPATÍN: Paciente en DP sobre la camilla. Al lado de la camilla colocamos un monopatín. El paciente coloca la palma de la mano sobre este (codo en extensión).

  - Automovilizaciones en flexo-extensión, ABD-ADD y movimientos en diagonal.

- El fisioterapeuta realiza solicitaciones sobre el monopatín.

Flexo-Extensión

PLANOS INESTABLES: Paciente en cuadrupedia con una mano apoyada sobre un plano inestable.

- El fisioterapeuta realizará solicitaciones sobre el plato. El paciente debe mantener la posición.
- Lo mismo, pero la mano sana se sitúa en la espalda en RI de modo que la única mano en contacto con el suelo es la que se encuentra sobre el plano inestable.

Consejos prácticos al paciente con "Tendinitis" de hombro

Su dolor de hombro es seguramente causado por una sobrecarga de la función (tanto de movimientos repetitivos como de sobreesfuerzos). La edad influye mucho en este problema, casi pudiendo asegurar que existe una degeneración (desgaste) de los tendones del hombro con el paso de los años. Cuanto más desgaste existe, más facilidad de tener dolor.

SE DEBE EVITAR:

- Hacer cosas en que la mano esté por encima de la nariz.
- Hacer movimientos que provoquen dolor, sobre todo si son repetitivos.
- Retorcer el brazo en exceso a la hora de vestirse.
- Llevar o levantar grandes pesos (bolsas de compra....), estirarlos o empujarlos.
- Deportes en el que el brazo va hacia arriba y atrás como tirar la pelota, el tenis, baloncesto, natación estilo crowl y espalda......

SE DEBE PROCURAR:

- Levantar siempre los brazos hacia delante.

- Realizar el trabajo diario sin levantar el brazo por encima del cuello.

- A la hora de dormir, usted debe procurar coloca una almohada al lado del cuerpo, el brazo sobra la misma, de forma que esté situado ligeramente elevado y separado del cuerpo.

- Aplicar frío (una bolsa de guisantes congelados envueltos en un trapo de cocina) en el hombro varias veces al día.

Valor funcional normal del hombro según el índice de CONSTANT, en función de la edad y sexo.

	HOMBRES			MUJERES		
EDAD	DERECHO	IZQUIERDO	PROMEDIO	DERECHO	IZQUIERDO	PROMEDIO
21-30	97	99	98	98	96	97
31-40	97	90	93	90	91	90
41-50	86	96	92	85	78	80
50-60	94	87	90	75	71	73
61-70	83	83	83	70	68	70
71-80	76	73	75	71	64	69
81-90	70	61	66	65	64	64
91-100	60	54	56	58	50	52

REFERENCIAS BIBLIOGRÁFICAS

Arrebola, A. P. (2005). Tratamiento de tendinitis y bursitis calcificadas subacromiodeltoideas con ondas de choque. Rehabilitacion, 39(1), 2-7.

Arirachakaran, A., Boonard, M., Yamaphai, S., Prommahachai, A., Kesprayura, S., & Kongtharvonskul, J. (2017). Extracorporeal shock wave therapy, ultrasound-guided percutaneous lavage, corticosteroid injection and combined treatment for the treatment of rotator cuff calcific tendinopathy: a network meta-analysis of RCTs. European Journal of Orthopaedic Surgery & Traumatology, 27(3), 381-390.

Asociación Argentina de Terapia por ondas de choque extracorpórea (AAOC). En: http://www.ondasdechoqueargentina.org/.

Astudillo, D. B., & Bascour-Sandoval, C. (2019). Aplicación de ondas de choque extracorpóreas en tenosinovitis estenosante: a propósito de un caso. Fisioterapia, 41(5), 299-302.

Basmajian, J. V. (1962). Muscles alive. Their functions revealed by electromyography. Academic Medicine, 37(8), 802.

Basmajian, J. V., & Bazant, F. J. (1959). Factors preventing downward dislocation of the adducted shoulder joint: an electromyographic and morphological study. JBJS, 41(7), 1182-1186.

Bergman, R. A, (1984). Thompson SA, and Afifi A: Catalog of Human Variation. Baltimore: Urban & Schwarzenberg.

Berta, L, Fazzari, A, Ficco, A.M, Enrica, P.M, Catalano, M.G, Frairia, R. (2009). Extracorporeal shock waves enhance normal fibroblast proliferation in vitro and activate mRNA expression for TGF-beta1 and for collagen types I and III. ActaOrthop. Oct;80(5):612-7.

Bigliani, L. U., & Castresana, F. G. (Eds.). (2003). Patología del Maguito Rotador. American Academy of Orthopaedic Surgeons y la Sociedad Española de Cirugía Ortopédica y Traumatología. Edit. Panamericana 6ta edición. P. 23

Brown Centeno, M. (2010). Manejo quirúrgico del trauma músculo esquelético en especies menores.

Cacchio, A., Giordano. L., Colafarina, O., Rompe, J.D., Tavernese, E., Ioppolo, F., Flamini, S., Spacca, G., & Santilli, V. (2009). Extracorporeal shock-wave therapy compared with surgery for hypertrophic long-bone nonunions. J Bone Joint Surg Am. Nov; 91(11):2589-97.

Cacchio, A., Rompe, J. D., Furia, J. P., Susi, P., Santilli, V., & De Paulis, F. (2011). Shockwave therapy for the treatment of chronic proximal hamstring tendinopathy in professional athletes. The American journal of sports medicine, 39(1), 146-153.

Camacho Monge, J. J., & Gallegos Santos, R. A. (2013). Disminución del dolor y mejoramiento de la funcionalidad de miembros afectados en pacientes diagnosticados de tendinopatía y dolor musculotendinoso refractarios a tratamientos convencionales, posterior al tratamiento con ondas de choque extracorpóreas, del centro "Traumatología & Ortopedia. Medicina del Deporte", consulta privada del "Centro Médico Meditropoli", Quito-Ecuador (Bachelor's thesis, QUITO/PUCE/2013).

Castillo González, F. D. (2012). Nuevo tratamiento para la tendinopatía calcificante del hombro: lavado percutáneo guiado con ecografía (Doctoral dissertation, Universidad Complutense de Madrid).

Codman, E.A. (1934). The shoulder. Boston: Thomas Todd.

Chaussy C et al. (1982). First clinical experience with extracorporeally induced destruction of kidney stones by shock waves. J Urol. Mar; 127(3):417-20

Chen, Y.J, Wang, C.J., Yang, K.D, Kuo, Y.R, Huang, H.C, Huang, Y.T., Sun, Y.C, Wang, F.S. (2004). Extracorporeal shock waves promote healing of collagenase-induced Achilles tendinitis and increase TGF-beta1 and IGF-I expression. J Orthop Res. Jul;22(4):854-61

Chico Alvarez, E. (2015). Estudio prospectivo comparando los resultados obtenidos con tres tratamientos de electroterapia en las tendinopatías calcificadas del supraespinoso.

De Alvear, M. (2010). Manual de cirugía ortopédica y traumatología 2. Buenos Aires, Argentina: Editorial Médica Panamericana S.A.

Del Castillo, F., Ramos Álvarez, J. J., Rodriguez Fabián, G., González Pérez, J., Jiménez Herranz, E., & Varela, E. (2016). Extracorporeal shockwaves versus ultrasound-guided percutaneous lavage for the treatment of rotator cuff calcific tendinopathy: a randomised controlled trial. European journal of physical and rehabilitation medicine, 52(2), 145-151.

Dempster, W. T., Sherr, L. A., & Priest, J. G. (1964). Conversion scales for estimating humeral and femoral lengths and the lengths of functional segments in the limbs of American Caucasoid males. Human Biology, 36(3), 246-262.

Dempster, W. T. (1965). Mechanisms of shoulder movement. Arch Phys Med Rehabil 46A:49.

Drake, R.L., Vogl, W., & Mitchell, A.W.M. (2010). Gray's anatomy for students. Philadelphia, Pa.: Elsevier.

Elizabeth, J., & Crespo, C. (2019). Efecto de las ondas de choque en la fascitis plantar. Riobamba, 2019 (Bachelor's thesis, Universidad Nacional de Chimborazo, 2019).

Ferrer, B. C., Perdomo, V. C., Romero, K. M., Zamora, M. S., & Diaz, Y. A. (2020). Terapia con ondas de choque en afecciones del sistema osteomioarticular en adulto mayor. Revista Cubana de Medicina Física y Rehabilitación, 12(2).

Flick, U. (2015). El diseño de investigación cualitativa. Madrid, Morata.

Fuentes, V., Fernández, M. A., & Quevedo-Aguado, L. (2019). Tratamiento con ondas de choque en un caso de rotura muscular del delgado plantar complicada. Rehabilitación, 53(3), 214-218.

Fu, M, Sun, C.K., Lin, Y.C., Wang, C.J., Wu, C.J., Ko, S.F., Chua, S., Sheu, J.J., Chiang, C.H., Hofmann, A, Ritz, U, Hessmann, M.H, Alini, M, Rommens, P.M, Rompe, J.D. (2008). Extracorporeal shock wave-mediated changes in proliferation, differentiation, and gene expression of human osteoblasts. J Trauma. 2008 Dec; 65(6):1402-10.

Furia, J. P., Juliano, P. J., Wade, A. M., Schaden, W., & Mittermayr, R. (2010). Shock wave therapy compared with intramedullary screw fixation for nonunion of proximal fifth metatarsal metaphyseal-diaphyseal fractures. JBJS, 92(4), 846-854.

García, J., González Movilla, C., & Cordal López, A. B. (2004). Efectividad del tratamiento mediante ondas de choque extracorpóreas en tendinitis calcificadas del hombro Unidad de Ondas de Choque. Servicio de Medicina Física y Rehabilitación. POVISA Centro Médico. Vigo. Rev Esp Reumatol. 31(3):116-21 Pontevedra. España.

García, F.J., González Movilla, C. y Cordal López, A.B. (2010). "Efectividad del tratamiento mediante ondas de choque extracorpóreas en tendinitis calcificadas del hombro" Unidad de Ondas de Choque. Servicio de Medicina Física y Rehabilitación. POVISA Centro Medico. Rev Esp Reumatología. Vigo. Pontevedra. España.

Glousman, R., Jobe, F., Tibone, J., Moynes, D., Antonelli, D., & Perry, J. (1988). Dynamic electromyographic analysis of the throwing shoulder with glenohumeral instability. JBJS,

70(2), 220-226.

Goyal, P., Kumari, S., Kumar, D., Balasubramaniam, S., & Goyal, N. (2014, October). Parallelizing OPTICS for multicore systems. In Proceedings of the 7th ACM India Computing Conference (pp. 1-6).

Guiloff, S., Niedmann, J. P., Hebel, E., & Villacres, F. (2017). Tendinitis cálcica del manguito rotador y su lavado por ultrasonido. Revista chilena de radiología, 23(3), 109-115.

Halabe, C. M., & Torton, S. A. (2008). Manejo de la inestabilidad anterior de hombro. Capsulorrafia térmica artroscópica y técnica de Bankart. Acta Ortopédica Mexicana, 22(5), 303-308.

Harryman, D. T., Sidles, J. A., Clark, J. M., McQuade, K. J., Gibb, T. D., & Matsen, F. A. (1990). Translation of the humeral head on the glenoid with passive glenohumeral motion. The Journal of Bone and Joint Surgery. American Volume, 72(9), 1334–1343.

Hertz, H. (1984). Die Bedeutung des Limbus glenoidalis für die stabilität des Shultergelenks. WienKlin Wochenschr Suppl 152:1.

Hevia, M., García, J. E. R., San Román, S. C., López, P. D., Cortés, Á. G., Marckert, F. J. A., ... & Piédrola, I. P. (2019). Diseño y validación de un cuestionario de salud en pacientes con urolitiasis tratados mediante litotricia extracorpórea por ondas de choque (LEOC). Archivos españoles de urología, 72(1), 25-35.

Hsu, C. J., Wang, D. Y., Tseng, K. F., Fong, Y. C., Hsu, H. C., & Jim, Y. F. (2008). Extracorporeal shock wave therapy for calcifying tendinitis of the shoulder. Journal of shoulder and elbow surgery, 17(1), 55-59.

Inman, V. T., Saunders, J. B., & Abbott, L. C. (1944). Observations on the function of the shoulder joint. The Journal of Bone & Joint Surgery, 26 (1), 1–30.

Inman, V.T., Saunders, J.B., & Abbott, L.C. (2006). Observations on the function of the shoulder joint. J Bone Joint Surg. Núm26: 1 –30.

International Society for Medical Shockwave Treatment (ISMST). En: https://www.shockwavetherapy.org/home. 2016

Jiménez-Martín, A., Santos-Yubero, F.J., Zurera-Carmona, M., Najarro-Cid, F.J., Chaqués-Asensi, F..J, Pérez-Hidalgo, S. (2012). "Tratamiento de la tendinitis calcificante de hombro mediante artroscopia" Servicio de Cirugía Ortopédica y Traumatología. Hospital Fremap. Revista de Trauma Fund MAPFRE. Sevilla. España. 2012 Vol 23 Supl 1: 32-38

Kapandji, A.I, & Torres Lacomba, M. (2006). Fisiología articular: Esquemas comentados de mecánica humana. 6ta Edición Madrid: Médica Panamericana.

Keil, H, Mueller, W, Herold-Mende, C, Gebhard, M.M, Germann, G, Engel, H, Reichenberger, M.A. (2011). Preoperative shock wave treatment enhances ischemic tissue survival, blood flow and angiogenesis in a rat skin flap model. Int J Surg.

Landa Carbajal, G. A. (2018). Lesión de slap: enfoque fisioterapéutico.

Lorbach, O., Kusma, M., Pape, D., Kohn, D., & Dienst, M. (2008). Influence of deposit stage and failed ESWT on the surgical results of arthroscopic treatment of calcifying tendonitis of the shoulder. Knee Surgery, Sports Traumatology, Arthroscopy, 16(5), 516-521.

Magaly, G., & Pilco, G. (2019). Fisioterapia con ondas de choque en pacientes adultos con epicondilitis. Hospital Básico 11 BCB Galápagos, 2019 (Bachelor's thesis, Universidad Nacional de Chimborazo, 2019).

Martínez, J. M. (2005). Efectividad de las ondas de choque extracorpóreas basada en la evidencia. Rehabilitación, 39(2), 52-58.

Martínez Lara, T., Bravo Acosta, T., Martín Cordero, J., & Coronados Valladares, Y. (2019). Efectividad de las ondas de choque o iontoforesis en la tendinitis calcificada del supraespinoso. Revista Cubana de Medicina Física y Rehabilitación, 11(2), 1-18.

Ministerio de la Protección Social. (2006). Guía de atención integral basada en la evidencia para hombro doloroso (GATI- HD) relacionado con factores de riesgo en el trabajo [Internet]. Recuperado a partir de: 978-958-98067-1-5

Meglio, F.D., Nurzynska, D., Castaldo, C., Miraglia, R., Romano, V., De Angelis, A., Piegari, E., Russo, S., Montagnani, S. (2011). Cardiac shock wave therapy: assessment of safety and new insights into mechanisms of tissue regeneration. J Cell Mol Med.

Mittermayr, R, Hartinger, J, Antonic, V, Meinl, A, Pfeifer, S, Stojadinovic, A, Schaden, W, Redl, H. (2011). Extracorporeal shock wave therapy (ESWT) minimizes ischemic tissue necrosis irrespective of application time and promotes tissue revascularization by stimulating angiogenesis. Ann Surg. May; 253(5):1024-32.

Mittermayr, R, Hartinger, J, Antonic, V, Mein, A, Schaden, W. (2011). Extracorporeal Shock Wave Therapy (ESWT) Minimizes Ischemic Tissue Necrosis Irrespective of Application Time and Promotes Tissue Revascularization by Stimulating Angiogenesis. Ann Surg.

Moen, M.H, Rayer, S., Schipper, M., Schmikli, S., Weir, A., Tol, J.L., Backx, F.J. (2011). Shockwave treatment for medial tibial stress syndrome in athletes; a prospective controlled study. Br J Sports Med.

Moya, D., & Patiño, O. (2012). Resultados de la terapia por onda de choque focal en calcificaciones del manguito rotador.[Results of focal shock-wave therapy for calcifyng tendinitis of the rotatorr cuff]. Revista de la Asociación Argentina de Ortopedia y Traumatología, 77(4), 223-

232.

Moya, D., & Patiño, O. (2012). Resultados de la terapia por onda de choque focal en calcificaciones del manguito rotador.[Results of focal shock-wave therapy for calcifyng tendinitis of the rotatorr cuff]. Revista de la Asociación Argentina de Ortopedia y Traumatología, 77(4), 223-232.

Muñoz-Leyva, D. (2016). Efectividad de la terapia física en pacientes intervenidos de reconstrucción de ligamento cruzado anterior. Revisión sistemática.

Poppen, N. K., & Walker, P. S. (1978). Forces at the glenohumeral joint in abduction. Clinical Orthopaedics and Related Research, NO. 135, 165–170.

Ramírez, A., Zehe, A., & Starostenko, O. (2003). Fraccionamiento del campo dielectroforético de Rouleaux formados de eritrocitos humanos: Un estudio de factibilidad. Revista Mexicana de Ingeniería Biomédica, 24(1), 14-22.

Rebelatto, J. R, & Morelli, J. G. (2005). Fisioterapia geriátrica: Practica asistencial en el anciano. Madrid, España: Mcgraw-Hill Interamericana.

Rockwood, Jr, C. A., & Green, D. P. (1984). Part 2: Dislocations about the shoulder. Rockwood CA, Green DP. Fractures, 1.

Rodríguez, Y. H. L., Rodríguez, M. E., Pretel, N. I. H., Manzanal, P. D. A., de Lacey, E. M. L., & Ocampos, L. G. (2020). Resultados a medio plazo del tratamiento con ondas de choque piezoeléctricas en epicondilitis lateral. Correo Científico Médico, 24(1).

Rompe, J. D., Nafe, B., Furia, J. P., & Maffulli, N. (2007). Eccentric loading, shock-wave treatment, or a wait-and-see policy for tendinopathy of the main body of tendo Achillis: a randomized controlled trial. The American journal of sports medicine, 35(3), 374-383.

Rompe, J. D., Furia, J., & Maffulli, N. (2009). Eccentric loading versus eccentric loading plus shock-wave treatment for midportion achilles tendinopathy: a randomized controlled trial. The American journal of sports medicine, 37(3), 463-470.

Rompe, J. D., Segal, N. A., Cacchio, A., Furia, J. P., Morral, A., & Maffulli, N. (2009). Home training, local corticosteroid injection, or radial shock wave therapy for greater trochanter pain syndrome. The American journal of sports medicine, 37(10), 1981-1990.

Ruiz Sánchez, F. (2010). "Correlación clínica-radiológica en la patología del manguito rotador" Granada.

Ruiz Sánchez, F. (2004). Correlación clínico-radiológica en la patología del manguito rotador. Departamento De Radiología Y Medicina Física, Facultad De Medicina Universidad De Granada. Granada, Junio de 2003 pág. 22

Saha, S., Moorthi, S., Pan, H. L., Wu, X., Wang, J., Nadiga, S., ... & Liu, H. (2010). The NCEP climate forecast system reanalysis. Bulletin of the American Meteorological Society, 91(8), 1015-1058.

Sánchez García-Esteban, M. (2019). Comparación de las ondas de choque radiales frente a las ondas de choque focales en el tratamiento de la fascitis plantar. Repositorio Cimillas, Universidad Pontificia. En: https://repositorio.comillas.edu/xmlui/handle/11531/43910

Shao, P.L., Leu, S., Yip, H.K. (2011). Extracorporeal shock wave therapy reverses ischemia-related left ventricular dysfunction and remodeling: molecular-cellular and functional assessment. PLoS One. 6(9):e24342.

Sociedad Española de Tratamientos con Ondas de Choque (SETOC). En: http://www.setoc.es.

Solís Paredes, J. A. (2015). Las ondas de choque versus magnetoterapia en el tratamiento de tendinitis de manguito rotador en pacientes adultos que acuden al departamento de medicina física y rehabilitación IESS Ambato, período mayo-octubre 2013 (Bachelor's thesis, Universidad Técnica de Ambato-Facultad de Ciencias de la Salud-Carrera de Terapia Física).

Storheim, K, Gjersing, L, Bølstad, K, Risberg, M. A. (2010). Extracorporeal shock wavetherapy (ESWT) and radial extracorporeal shock wave therapy (rESWT) in chronic musculoskeletal pain. Tidsskr 4

Suárez Sanabria, N, & Osorio Patiño, A.M. (2013). Biomecánica del hombro y bases fisiológicas de los ejercicios de Codman. Rev CES Med; 27(2):205-217

Surace, S. J., Deitch, J., Johnston, R. V., & Buchbinder, R. (2020). Shock wave therapy for rotator cuff disease with or without calcification. Cochrane Database of Systematic Reviews, (3).

Ucar Angulo, E., & Quirós Donate, J. (1997). "Clínica y Exploración del hombro. En: Monografías médico-quirúrgicas del aparato locomotor. El hombro. ed. Masson Barcelona

Valencia Muñoz, V. M., & Mera Benavides, K. G. (2016). Efectos de las ondas de Choque Extracorpóreas en pacientes con diagnóstico de Tendinopatía, que acúden al Servicio de Rehabilitación del Hospital Básico 11 BCB" Galápagos", en el período octubre 2015-marzo 2016 (Bachelor's thesis, Riobamba: Universidad Nacional de Chimborazo, 2016.).

Van der Jagt, O.P., Piscaer, T.M., Schaden, W., Weinans, H. (2011). Unfocused extracorporeal shockwaves induce anabolic effects in rat bone. J Bone Joint Surg Am. Jan 5;93(1):38-48.

Vaamonde-Lorenzo, L., Cuenca-González, C., Monleón-Llorente, L., Chiesa-Estomba, R., Labrada-Rodríguez, Y. H., Castro-Portal, A., ... & Ocampos, L. G. (2019). Aplicación de ondas de choque focales piezoeléctricas en el tratamiento de la fascitis plantar. Revista Española de Cirugía Ortopédica y Traumatología, 63(3), 227-232.

Vilar Orellana, E., y Sureda Sabaté, S. (2005). Fisioterapia del aparato locomotor. Madrid: McGrawHill, Interamericana de España.

Wang, C.J., Wang, F.S, Yang, K.D., Weng, L.H., Hsu, C.C., Huang, C.S., Yang, L.C. (2003). Shock wave therapy induces neovascularization at the tendon-bone junction. A study in rabbits. J Orthop Res. Nov;21 (6):984-9.

Wuelker, N., Korell, M., & Thren, K. (1998). Dynamic glenohumeral joint stability. Journal of shoulder and elbow surgery, 7(1), 43-52.

Zamora-Navas, P., Verdera, A. B., Vargas, M. V., Secilla, M. J., & Yánez, A. R. (2001). Rehabilitación en las lesiones del tendón del músculo supraespinoso. Rehabilitación, 35(3), 171-174.

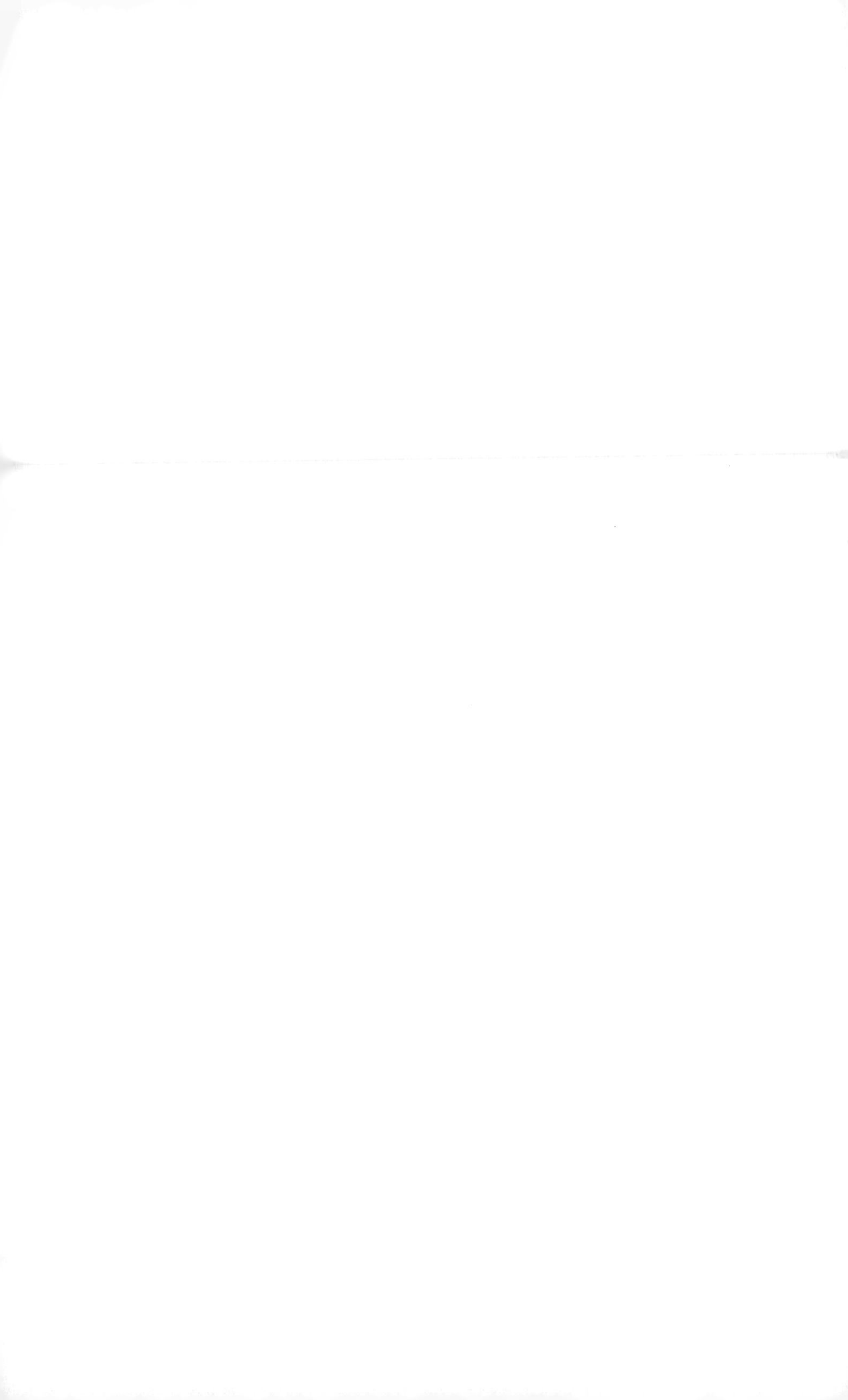

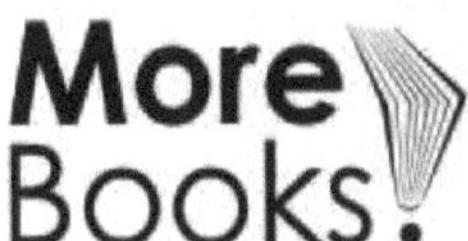

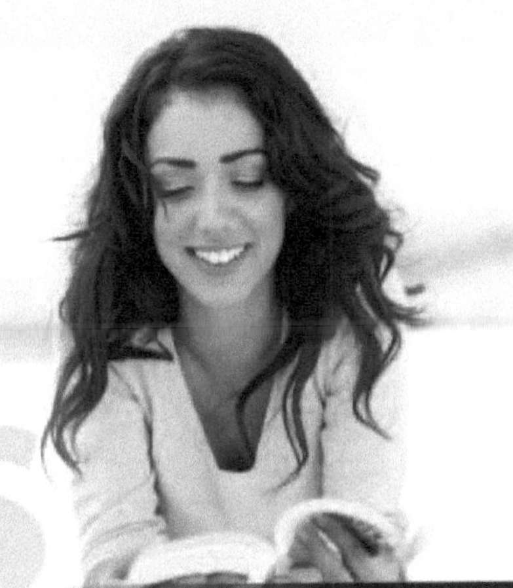

I **want** morebooks!

Buy your books fast and straightforward online - at one of world's fastest growing online book stores! Environmentally sound due to Print-on-Demand technologies.

Buy your books online at
www.morebooks.shop

¡Compre sus libros rápido y directo en internet, en una de las librerías en línea con mayor crecimiento en el mundo! Producción que protege el medio ambiente a través de las tecnologías de impresión bajo demanda.

Compre sus libros online en
www.morebooks.shop

KS OmniScriptum Publishing
Brivibas gatve 197
LV-1039 Riga, Latvia
Telefax: +371 686 204 55

info@omniscriptum.com
www.omniscriptum.com

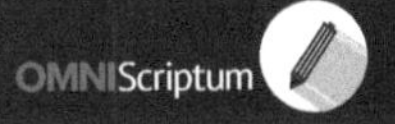

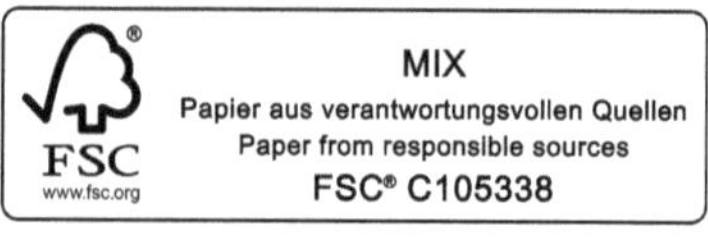

Printed by Books on Demand GmbH, Norderstedt / Germany